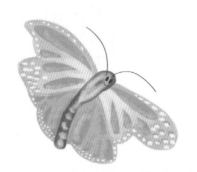

和孩子
乘著香氣旅行

從調香、按摩到調理身心，
肯園專業芳療師最全面的親子互動提案

肯園芳療師團隊 —— 著

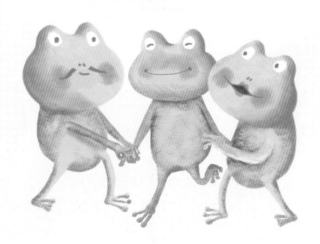

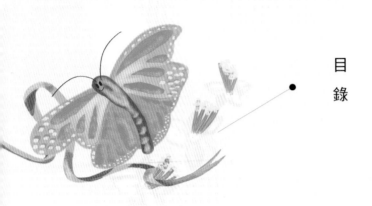

目
錄

作者

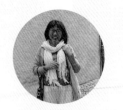

劉彥琳

負責單元：啟程前的準備

芳療經驗 14 年，現任肯園芳療師專業認證課程講師。經歷香氣之旅帶團時引導群體進入氣味的發源地，一同見證根植該土地的植物與香氣如何療癒異邦人。唯有主動向氣味探索，才能感覺世界豐盛的饋贈。喜愛嘗試各種芳香療法的實踐方式，這幾年以一對一療程、帶領香氣旅行、專業芳香療法認證授課為主，這一次是將芳香化學分子變身小動物，描述牠們的玩耍互動時，都會不由自主地傻笑，想像小朋友是否能擷取小動物的精神呢？緊張又期待！

專業認證與學習

瑞士 Usha Veda 自然療法學院：芳香療法專業認證一、二、三階並取得正式證書、芳香五星術、親子關係與孩童工作坊 / 德芳自然醫學暨整體療癒研究發展協會　國際專業芳療師認證 / 臼井靈氣二階認證 / 阿輸吠陀芳療高階培訓結業

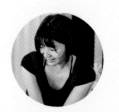

廖文毓

本書主筆，負責單元：聽覺的旅行、嗅覺的旅行、觸覺的旅行、身體的奇幻旅行

芳療經驗 16 年，現任肯園資深芳療講師、兒童課程企劃與講師。童年時期是個很敏感的小孩，長大的過程中經歷了許多的轉折，才逐漸學會掌握自己的質地，在與植物的香氣接觸之後，更讓這些質地被自在地舒展開來。在擁有小孩的日子裡，發現小孩無限的才能與純粹，回到小孩的高度去理解所遇到的孩子們，並在嘗試使用香氣與孩子互動的過程中，得到莫大的驚喜與啟發，也重新撫慰與擁抱了小時候的自己。這些相遇的孩子們，又再陪自己長大了一次，而這一次的長大過程很不一樣！

專業認證與學習

瑞士 Usha Veda 自然療法學院：芳香療法專業認證第一、二階、芳香五星術、親子關係與孩童工作坊 / 德芳自然醫學暨整體療癒研究發展協會　國際專業芳療師認證 / 人本教育基金會　森林小學師資培訓結業 / 焦點解決中心「焦點解決短期治療理論與實務工作坊」/ 台灣輔導與諮商學會「焦點解決短期家族實務治療」專業訓練工作坊 / ASIA EFT 情緒取向治療「談青少年網癮拒學工作坊」

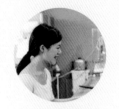

吳宣慧

負責單元：味覺的旅行

現任肯園芳療講師、甜點師，美食經驗 20 餘年，開設多次烘焙工作坊、香氣繪本與動畫欣賞課程、精油手作保養品教學。以料理、植物傳達心意，相信自然的力量與人的可能性。心願是連結土地、植物、動物所有存在，和地球一起了悟。無論日子好壞，藉由暖烘烘的烤箱、廚房、植物與芳香療法中，總是獲得滿滿能量。擅長將香草植物、精油、純露與簡單實在的食材結合，讓人在美味中深感幸福，並變化出對身心健康的點心。

專業認證與學習

瑞士 Usha Veda 自然療法學院：芳香療法專業認證第一階結業 / 國家烘焙丙級證照

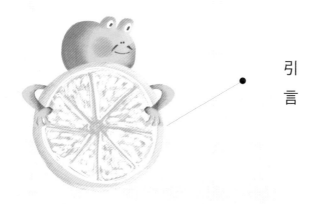

　　這本書撰寫的初衷，是希望藉由植物的氣息，來引導孩子對自己與萬物的好奇，並進而藉著香氣這條小船引渡，到達自己真實的內心世界去。這條細膩綿延的小徑，之所以需要父母一同前行，不只是因為孩子需要我們愛的澆灌，更是為了藉著陪伴孩子的路程，讓我們憶起過往的時日，不讓我們忘記自己也曾是個孩子，或是依舊有個孩子在我們心裡。

　　在**啟程前的準備**中，我們提供了每種芳香分子的動物角色設定，這些角色設定將會持續在每一季的小故事裡出現，幫助孩子更易於了解不同分子的特性。除此之外，還進一步說明芳香分子如何在身體裡旅行，最後又如何離開，對我們的身心能夠帶來哪些影響，並告訴大家一些應用芳香療法的重要基本知識，以便讓孩子安全地使用芳香療法。剛開始的時候可以大略讀過，在後續的閱讀過程中則可以因應當下產生的疑惑，回頭查詢相關資訊，成為閱讀時重要的知識樑柱。

　　每一季**聽覺的旅行**中陳述的小故事，以及後面延伸的**嗅覺的旅行**、**觸覺的旅行**，是書中最需要細緻感受的部分。每個季節的小故事，都加入了一些孩子們的生活經驗，幫助他們更深一層理解，芳香分子可以如何陪伴我們，給予我們哪些幫助。**嗅覺的旅行**則是藉由對香氣的想像，串聯起所有的感官知覺，一個氣味不僅僅只有「臭」或是「香」的感受，如果我們擴大想像的藍圖，甚至延伸到每一個感知，我們聞到一個香氣時，腦中所出現的畫面將會很豐富，不再只是「聞到」一個香氣，也可能是「看見」、「聽見」、「摸到」（有些孩子會形容一個香氣像某種觸感）、「遇見」（有些孩子會形容一個香氣像某個人）等等……。

　　除此之外，調香的過程中，藉由孩子的想像與親子間的討論，往往

能夠幫助小孩更清楚自己的樣貌，也能讓父母進一步了解孩子的內心世界，以及他們可能正面臨哪些困難、需要哪些幫助。一個季節走不完的練習，也不要因此感到挫敗或著急，只要按著親子間的節奏，不斷地往前走，就算走了一輩子也很值得。

每個季節的**觸覺的旅行**，都是希望孩子能夠在生命中的每個時刻，感受自己與萬物的連結，並能夠在需要的時候，從中獲取力量。與此同時，一場場按摩與儀式也是想像力的擴張練習，而其實孩子們是這方面的能手，因此，有時真正在其中獲得許多的，反而是身為父母的我們，這是親子互動中能夠彼此滋養的地方。然而需要特別提醒大家的是，不論按摩或是儀式對孩子有多大的幫助，觸碰孩子的身體之前，仍需要詢問本人的意願，尊重他們的身體自主權。

味覺的旅行對孩子們來說是最迷人的享受！除了特別選擇當季的食材之外，也和每個季節的身心相呼應。我們每次都會發現，光是這些香香的、有很多顏色的、各種觸感的食材，就可以讓孩子玩上大半天。他們擅於在手作的過程中細細地把玩，融入全部的感知，然後嘗試多元的方法，而且在最終的時候盡情享受成果。我們總是在觀察孩子手作的過程中獲益良多，他們的表情既豐富又美麗，常常讓人忍不住感到迷醉。雖然在我們的文化裡，總是不希望小孩玩食物，但是如果試著放寬心，並加入一些引導，放慢腳步，給予足夠的時間，會發現他們真的玩得很令人激賞！

身體的奇幻旅行則是關於每一季常見的身心問題處理，生病固然非常難受，不過在使用芳香療法處理身心狀況的時候，卻總是能從中得到莫大的啟發，獲得更清明的自己。香氣讓生病到痊癒的過程，變成了一趟奇幻的旅行，但永遠沒有完美的配方，只有最適合的配方。因此書中不論是哪一個疾病用油，都是屬於大方向的建議，如果能進一步了解每個人的個別差異，便更能調整出最適切的用油，尤其是在身心有特殊狀況的時候，這時也可以向專業的芳療師諮詢，以便調整配方。

至於在每篇文末的「大人小話」，可以幫助親子間在身體出現症

狀時，放入一些觀察，嘗試找出身心連結的線索，希望未來孩子可以看見完整的自己，而不是片片段段的拼圖。除此之外，所謂「大人」的角色，不只是照顧者，或是僅在於身形上的你大我小，在照顧小孩的過程當中，同時會與自己的童年經驗產生串聯，小時候的自己就像是穿越時空般與自己同在，甚至從當下回到過去，重建兒時的經驗。因此這本書裡的每一個「孩子」，都不只是對著小孩們說話，也是對著父母們過往與內心的孩子說話。

身為一個媽媽，著實因為這些植物靈魂不時的陪伴，得到莫大的感動與啟發。曾經有一位小個案，總是需要大量而強度高的活動，喜歡挑戰刺激性大的遊戲和動作，因此常常不小心傷到與他一起玩耍的朋友。然而他同時也是個敏感的小孩，連皮膚也對精油過敏，於是我便建議他的媽媽，替他使用純精油在睡前做擴香，使用精油不觸碰到皮膚的方式。這一天夜裡，這位小個案，在夢裡經歷了許許多多刺激而有趣的冒險，升上了宇宙外太空飛翔，在海上滑行，還勇敢地戰鬥！隔天早上，他就穩定了下來，專注力提高、情緒平穩、較能深層思考，動作也溫和許多，並且能做比較多的靜態活動，彷彿他需要的高強度刺激都在夢裡被滿足了！這對我來說是個意外的收穫，當時，我相當驚訝，沒有想到原來植物的香氣，能夠如此影響身心，能夠這樣幫助孩子。當然在讀過這本書之後，大家將會明白為何精油能有這樣的影響。

書中的每一個練習，都沒有標準答案，那些身心相連的敘述，也有可能和你自己的狀況不相符。但我們本來就不是想帶給大家標準答案，而是希望藉著這些我們與個案曾經體驗過的經歷，觸發每位讀者對自身的好奇、對香氣的好奇、對身邊的人好奇、對這個世界也充滿好奇。這就是我們的原始面貌——像個孩子，雖然這本書看似寫給父母與小孩，但最終是寫給每個人的故事。希望你們在充滿玩心並細細玩味後，能有所收穫。

主筆　廖文毓

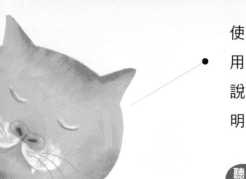

使用說明

聽覺的旅行
香氣旅行名稱

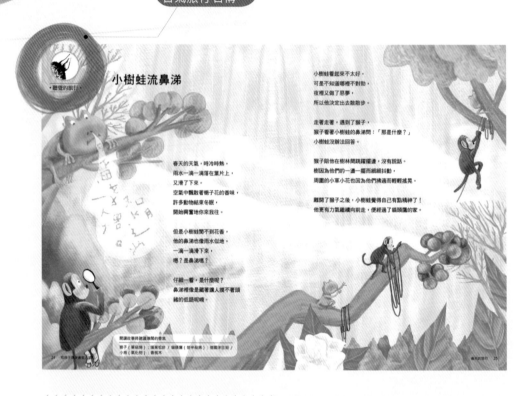

小樹蛙流鼻涕

春天的天氣，時冷時熱，
雨水一滴一滴落在葉片上，
又滑了下來。
空氣中飄散著椰子花的香味，
許多動物結束冬眠，
開始興奮地來來往往。

但是小樹蛙聞不到花香，
他的鼻涕也像雨水似地，
一滴一滴滑下來，
嗯？是鼻涕嗎？

仔細一看，是什麼呢？
鼻涕裡像是藏著讓人摸不著頭
緒的低語呢噥。

小樹蛙看起來不太好，
可是不知道哪裡不對勁，
夜裡又做了惡夢，
所以他決定出去散散步。

走著走著，遇到了猴子，
猴子看著小樹蛙的鼻涕問：「那是什麼？」
小樹蛙沒辦法回答。

猴子陪他在樹林間跳躍擺盪，沒有說話。
樹因為他們的一盪一擺而細細抖動，
周圍的小草小花也因為他們拂過而輕輕搖晃。

離開了猴子之後，小樹蛙覺得自己有點精神了！
他更有力氣繼續向前走，並經過了貓頭鷹的家。

24

給大人共讀筆記

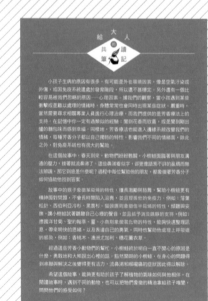

動手調出「春天的花園」

春天忽冷忽熱的天氣，呼吸道的感染和過敏，常常在此時
發生，有些孩子也容易產生情緒上的起伏，跟著我們一起
嘗試在日常中加入香氣儀式，幫助每個孩子更快地度過
周期物種生的春天，並一起享受充滿香氣的生活吧！

在調香氣的時候，我們試著加入「花園」的意象來調香，
試著做一個⋯⋯ 以腦海中春天花園裡的各種動植
物⋯⋯

行前裝備

行前裝備
需要準備的材料

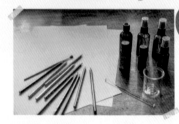

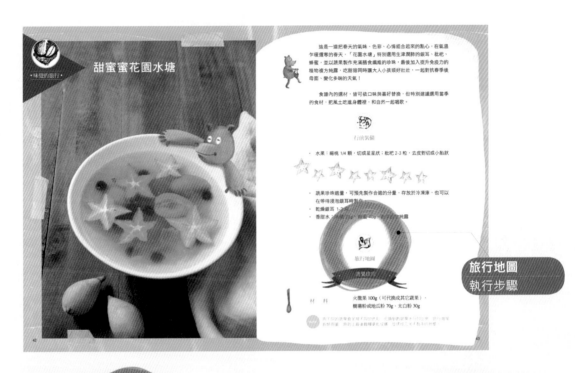

甜蜜蜜花園水塘

·味覺的旅行·

這是一道把春天的氣味、色彩、心情組合起來的點心，在氣溫乍暖還寒的春天，「花園水塘」特別選用生津潤肺的銀耳、枇杷、蜂蜜，並以蔬果製作充滿膳食纖維的珍珠，最後加入提升免疫力的植物複方純露，吃甜甜同時讓大人小孩頭好壯壯，一起對抗春季使母面、變化多端的天氣！

食譜內的選材，皆可依口味與喜好替換，但特別建議選用當季的食材，把風土吃進身體裡，和自然一起唱歌。

打而笑備

· 水果：楊桃 1/4 顆，切成星星狀；枇杷 2-3 粒，去皮對切成小船狀

⭐️ 🌟 ⭐️ 🌟 ⭐️ 🌟 ⭐️ 🌟

· 蔬果珍珠適量，可預先製作合適的分量，存放於冷凍庫，也可以在等待浸泡銀耳時製作

· 乾燥銀耳 1-3 ...
· 香甜水 ... 蜂蜜 40g ... 或純露

旅行地圖
蔬果珍珠

材料　火龍果 100g（可代換成其它蔬果）、樹薯粉或地瓜粉 70g、太白粉 30g

旅行地圖
執行步驟

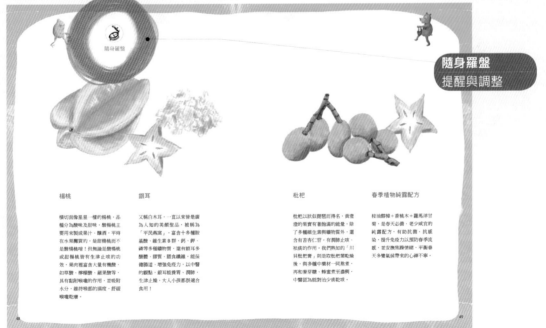

隨身羅盤

隨身羅盤
提醒與調整

楊桃

橫切面像像星星一樣的楊桃，品種分為酸味及甜味，酸楊桃主要用來製成果汁、釀酒，平時在水果攤買到的，是甜楊桃而不是酸楊桃哨！但無論是酸楊桃或甜楊桃皆有生津止咳的功效。果肉裡蘊含大量有機酸，如草酸、檸檬酸、蘋果酸等，具有刺激唾液的作用，並吸附水分，維持喉部的濕度，舒緩喉嚨乾癢。

銀耳

又稱白木耳，一直以來皆是廣為人知的美顏聖品，被稱為「平民燕窩」，富含十多種胺基酸、維生素 B 群、鈣、鉀、磷等多種礦物質，還有銀耳多醣體、膠質、膳食纖維，能保健腸道、增強免疫力，以中醫的觀點，銀耳能養胃、潤肺、生津止燥，大人小孩都很適合食用！

枇杷

枇杷以狀似琵琶而得名，黃澄澄的果實有著飽滿的能量，除了多種維生素與礦物質外，還含有苦杏仁苷，有潤肺止咳、祛痰的作用，我們熟知的「川貝枇杷膏」則是取枇杷葉乾燥後，與多種中藥材一同熬煮，再和梨榨汁、蜂蜜煮至濃稠，中醫認為能對治少孩的乾咳。

春季植物純露配方

桉油醇樟 + 香桃木 + 羅馬洋甘菊，是春天必備，老少咸宜的純露配方，有助抗菌、抗感染、提升免疫力以預防春季流感，並安撫焦躁的情緒，平撫春天多變氣候帶來的心神不寧。

和孩子來一趟香氣旅行

　　請將精油調和的按摩油滴在掌心，一起來個深呼吸——不管聞到什麼香氣，就算很淡很淡，只要聞到味道，就表示香氣已經跑進鼻子裡，開始環遊我們身體的旅程了。究竟，精油的香氣是什麼？香氣在我們的身體裡旅行，又會發生什麼事呢？

　　一個香氣的產生是由好多個龐大的化學分子家族所組成的，包括：單萜烯家族、單萜醇家族、單萜酮家族、酚家族……等，每一個家族都有它們的性格與專長，能和身體有不同的互動，讓我們先來認識一下吧！

認識香氣中的分子家族

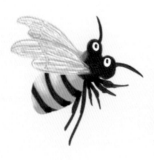

　　單萜酮家族裡的香氣分子像**小蜜蜂**一樣輕盈、快速，迅速清除神經系統與體內黏膜上的沾黏物，可以使神經系統更敏銳，化解黏答答的鼻涕與痰液，讓身體更輕鬆。不過太多嗡嗡嗡反而讓人心煩意亂，使神經系統不穩定，因此調製比例不能超過 5％，也可以與酯家族並用，平衡對神經系統的影響。甚至有些單萜酮家族的成員有高神經毒性，就像蜜蜂毒針一樣會傷害身體，孕婦、哺乳中的母親與嬰幼兒禁用，如胡薄荷精油。相對安全的單萜酮類精油，則有馬鞭草酮迷迭香精油。

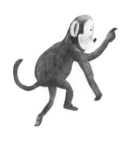

　　單萜烯家族裡的香氣分子跟**猴子**一樣活潑，如果神經系統是森林，神經系統中負責傳送訊息的神經傳導物質在單萜烯家族的影響下，就會跟活力充沛的猴子一樣，在樹梢間盪來盪去，迅速送物接力。神經系統活力充沛，我們就會覺得精神飽滿，身體與腦筋反應靈活，學習、遊戲都覺得開心好玩！譬如歐洲赤松精油、紅橘精油都屬於單萜烯家族。

　　倍半萜烯家族裡的香氣分子，是守護黑夜與知識的**貓頭鷹**，為神經系統接收訊息的窗口把關，拒絕雜亂訊息，減少干擾。閉上眼睛睡好覺、張開眼睛看世界，像貓頭鷹一般的倍半萜烯家族提供了寧靜致遠的智慧，譬如薑精油。無論是玩鬧得太興奮停不下來的時候，或是容易生氣難過的時候，還是身體不舒服的時候，都請想想貓頭鷹，讓身心都安靜下來。

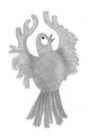

　　氧化物家族裡的香氣分子是自在飛行的**小鳥**，隨著氣流飛翔，也帶來新鮮的空氣，鼻涕直流或是胸悶氣短時，都可以呼喚小鳥帶來流動，譬如香桃木精油。氧化物家族促進排痰的效果非常好，如果沒有鼻涕也沒有咳痰時，就停止使用，否則會感覺鼻子和喉嚨很乾燥。另外，就像小鳥展翅時活力旺盛，用太多也會讓小朋友太亢奮，建議用量不要超過 5%，減少對神經系統的刺激。

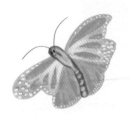

　　倍半萜酮家族裡的香氣分子就像**蝴蝶**，雖然跟單萜酮家族一樣，可以溶解卡在鼻、喉嚨、手腳肌肉的淤塞，卻不像蜜蜂般迅猛地刺激神經系統，而是彷彿蝴蝶柔軟的翅膀般，輕輕一撲就帶來溫和的花果香甜，放鬆神經系統，譬如義大利永久花精油。若用倍半萜酮家族搭配非常非常少的單萜酮家族，帶來的痰液溶解效果將厲害又安全！或是在心事重重的時候，也可以化解鬱悶的心情。

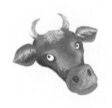

　　倍半萜醇家族裡的香氣分子是不動如山的**壯牛**，可以泰山崩於前而色不變，讓影響思考反應的神經系統、影響情緒與消化代謝的內分泌系統都平靜又穩定，經歷地動山搖也不怕，凡事都有牛擋著，譬如岩蘭草精油。容易受驚嚇的大小朋友，平時都可以找牛陪伴，如果生病難受、心情容易大起大落時，也可以找牛陪伴。倍半萜醇家族與倍半萜烯家族常常同時出現在植物精油中，就好像是貓頭鷹站在牛身上所組成的心情守護隊。

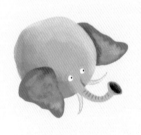

　　苯基酯家族裡的香氣分子，是任何人一眼都能發現的**大象**，氣味強大，溫暖安心的力量也強大，讓肌肉放鬆止痛。如果感覺疼痛或緊張，有厚實的大象可以倚靠就不難受了。家族成員也是長幼有序，有超級止痛的大哥象、大姊象，譬如秘魯香脂精油；也有稍微安撫不適的小弟象、小妹象，譬如白玉蘭精油。要注意，雖然大哥象、大姊象超級厲害，卻也因為分量太多，身體使用後要代謝排出就會比較慢，連續使用後，放鬆止痛效果也會逐漸減弱。建議先用小弟象、小妹象放鬆止痛，效果不足再請大哥象、大姊象出場，就能延長止痛的過程。

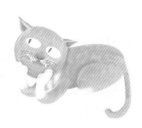

　　酯家族裡的香氣分子是陪伴大家放鬆的**小貓**，可以輕鬆地玩耍，也可以舒服地學習，跟苯基酯家族一樣也能放鬆止痛，不過既然是「小」貓，效果當然比較溫和，也容易被身體代謝排出，也更適合小朋友，譬如耳熟能詳的真正薰衣草精油。生病時一併出現的肌肉疼痛或全身不適、哭鬧不休後無法緩和的情緒，都能請酯家族出場消炎滅火，就像小貓喵喵喵地擦身而過，讓疼痛與激動都一起降溫。讓我們跟小貓一樣，看起來是趴在窗台搖晃尾巴，其實正在冷靜思考下一步呢！

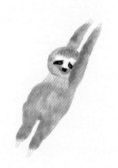

　　醚家族裡的香氣分子是**樹懶**，樹懶就是這麼慢吞吞，就像我們看著樹懶在樹上緩……慢……移……動一樣，神經系統好像被慢動作催眠。如果一下子用太多，反而會像被樹懶的尖爪子刺到，讓人馬上跳起來，又快又痛，因為大量使用醚家族對皮膚與神經系統都很刺激，即使少量使用，也要避免用在孕婦、哺乳中的母親與六歲以下的小孩身上；洋茴香精油就屬於醚家族的一員。

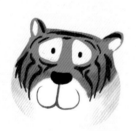

　　酚家族裡的香氣分子是發火的**老虎**，直接碰到皮膚就像燙到一樣，又辣又熱，昆蟲與病菌也都很怕發火的老虎，如果請老虎當保鑣，就能隔絕外界感染源。同時，只要一點點，就能溫暖著涼的手腳與肚子。但熱辣的刺激會促進孕婦生產，也會灼傷兒童肌膚，所以要謹慎使用，譬如丁香花苞精油。酚家族比醚家族火熱，但是它們都跟苯基酯家族一樣，不容易被身體排出，三個家族都比較適合在症狀緊急的短期狀況中出場。

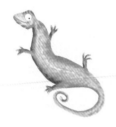

醛家族裡的香氣分子是**變溫蜥蜴**，有時蜥蜴會像夏天的太陽一樣溫暖——加速血液循環，令人暖和靈巧；有時會像春天的微風一樣涼爽——加速水分排出，感覺輕盈暢快。蜥蜴除了變溫還會變心情，大量使用時會讓皮膚火辣刺激，精神超級好；少量使用時會讓心情與肌肉一起放鬆。就像變溫蜥蜴快速適應環境的本事，醛家族可以幫助身體快速排出水分、代謝痠痛，即時消除運動或勞動後的手腳痠痛。常見的醛家族精油如香蜂草。另外，肉桂精油算是醛家族中常保火熱狀態的特殊分子（芳香醛），一般會視同酚家族注意使用。

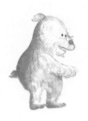

單萜醇家族裡的香氣分子是忠誠的**大狗**，隨時隨地溫柔陪伴，保護大家在日常作息中，不受一般的病菌攻擊，譬如茶樹精油。因為單萜醇家族可以滋補免疫系統，也就是強化身體的基本防衛能力，在身體比較虛弱的季節，有大狗陪伴一路前行，就能放心面對上班上學的過程與場所。植物精油中，如果同時存在單萜醇家族、單萜烯家族與氧化物家族，就像大狗、猴子、小鳥的桃太郎打鬼隊組合，常用在日常病痛的第一線。

香氣如何在身體裡旅行？

香氣分子主要透過 2 道入口進入身體旅行：

入口 1：鼻子（鼻腔黏膜）

入口 2：皮膚

入 口 1

・ 鼻子 ・

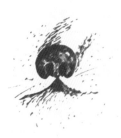

　　當我們嗅聞到一個精油的氣味時，香氣分子就被我們吸入鼻腔，被鼻腔黏膜中的嗅覺受器捕捉並產生化學反應，再透過嗅神經傳送到大腦。我們可以把嗅神經想像成一條電話線，而嗅覺受器就是話筒，當嗅覺受器接收到化學分子的訊息之後，就會透過嗅神經傳送到大腦中一個叫做「邊緣系統」的特殊區域。

邊緣系統：會將情緒、記憶、
行為、身體串聯在一起

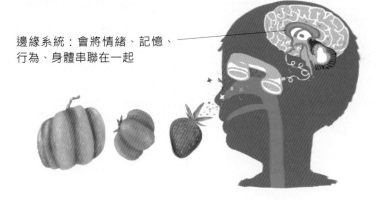

　　這個區域會將情緒、記憶、行為、身體串聯在一起，當我們聞到一個味道時，就可能會想起某個人、某件事、某一天、覺得開心、覺得不開心，也會分泌特定的「荷爾蒙」維持身體的功能，所以嗅聞精油是一個可以快速又直接影響我們的方式！

<h1 style="text-align:center">入口 2</h1>

<h2 style="text-align:center">• 皮膚 •</h2>

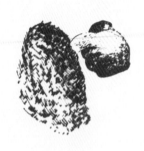

　　將精油和植物油調配成按摩油後，可以塗抹在皮膚。精油比較喜歡「油脂」，可以和脂肪融合在一起，是高度親脂性（喜歡親近油脂）的物質，所以塗抹在皮膚後，可以和皮膚表皮上的油脂結合吸收進入微血管，香氣分子就能透過血液循環在身體裡面旅行，到達目的地的器官與部位上，例如：皮膚（癒合傷口）、肌肉（放鬆肌肉）、胃（緩和胃痛）……等。

　　當香氣分子結束身體內的旅行，沒有派上用場的多餘成分，便會跟著身體的排泄物從 4 個出口離開。

出口 1	出口 2	出口 3	出口 4
汗水	尿液	糞便	呼吸

　　香氣分子在身體循環後會送到腎臟、肝臟做分解，最快約 20 分鐘就可以被排出體外，經過代謝後的香氣分子會經由汗水從皮膚排出，另外像是尿液、糞便，甚至是我們呼出的氣體都可以聞到特殊的氣味！

<h2 style="text-align:center">• 香氣分子與身體的各個系統 •</h2>

　　我們的身體裡面有許多互助合作的好朋友，這裡簡單介紹香氣旅行提到的區域。

　　先從皮膚系統說起。皮膚系統包住全身，作為最外面的表皮層，保護身體不受外面的細菌病毒傷害，也在油脂與水分的平衡下，讓我們不會洗個澡就滲水（但是泡澡太久皮膚發皺，就表示泡水泡太久了），汗水的出口也在表皮。如果受傷流血，表示傷口已經穿透表皮層到達真皮層，

這時候要馬上處理，就是怕細菌病毒趁機從開口處的血管跑進身體。不過也因為表皮與真皮很近，擦藥、擦精油才能經由滲透表皮層再進入真皮層的微血管，隨血管進入身體各個部位，包括：

心血管循環系統　血管是全身輸送管道，主要工作是將各種養分送到身體需要的部位，也將不需要的垃圾送到可以處理垃圾的部位。香氣分子主要就是沿著心血管循環系統的管道行遍身體。

消化系統　飲食要透過消化才會變成可以被身體吸收的養分，包括從食物進入的嘴巴，到排出糞便的肛門。

神經系統　神經會連接眼睛、鼻子、皮膚……等各種身體表面的位置，接收眼睛看到的畫面、鼻子聞到的氣味（這個位置的神經群就叫做嗅神經）、皮膚感覺的重量……等，負責接收這些訊息的部分就稱為受器，然後神經系統接收訊息後會傳遞分析，讓我們知道「外面發生了什麼事」。最密集的神經系統就是位於頭顱的腦，腦內有個「邊緣系統」，包含三部分：杏仁核、海馬迴、下視丘，跟我們的情緒、記憶、行為、內分泌系統有關，也就是情緒、記憶、行為、身體狀況互相影響的關鍵。

內分泌系統　經由一定的規律，分泌特定「荷爾蒙」來平衡身體的恆定，包括穩定心跳、平衡心情，但是當「邊緣系統」受到不正常的刺激，譬如突然很生氣、意外受驚嚇，內分泌系統就會採取緊急措施調整身體狀況。例如可能因為太生氣，力氣就突然變大；或者因為太害怕，就逃得飛快。

呼吸系統　讓空氣進出身體的管道，鼻腔（鼻腔黏膜就像鼻子裡的皮膚）、氣管是最有感覺的部分。

肌肉系統　就像將非常多的橡皮筋捲成一束，又一束一束合成肌肉群，讓我們的身體有彈性，可以比手劃腳、跑跑跳跳。

泌尿系統　主要負責將多餘的水與身體沒用到的水溶性成分變成尿液排出。

分辨植物油、純露與精油

植物油、純露與精油都來自植物。

我們需要進食才能長大，植物需要吸收陽光、空氣、水得到成長苗壯、開花結果的能量。為了克服不利成長的環境，植物還會分出能量，製造保護自己的成分，譬如讓自己有毒，這樣其他動物就不能吃自己；有些植物會產生特殊氣味禁止病蟲靠近，就不容易生病；或是以特殊氣味吸引動物、昆蟲幫忙授粉，就能更快結出種子、長出下一代。

我們從植物分離出這些氣味，認為是植物的精華，發現這些精華的特性跟油脂一樣不溶於水，便稱之為「**精油**」。純精油可用於擴香，如果直接滴在皮膚上，再不刺激的精油也會讓皮膚乾燥，一般都需要稀釋使用。

「蒸餾法」是分離精油的方式之一，用這樣的方式除了得到精油，還能獲得含有非常非常少香氣分子的蒸餾水，這種蒸餾水就是「**純露**」。純露的重要特性就是消炎，在芳香療法中會加入飲食，或是用紗布敷貼皮膚。純露也可套用精油的家族分類，如杭白菊純露、玫瑰純露等醇家族適宜疾病照顧、情緒保養；冬季香薄荷純露等酚家族適宜急性腸胃不適。雖然純露內的芳香分子含量很少，但安全起見，還是可以套用純精油的注意事項，使用起來更放心。

「**植物油**」大多來自植物的果實。果實是為了讓種子吸收營養發芽長大，內含滋潤營養的油脂與幫助小芽更健康的各種成分。透過「冷壓法」榨取的植物油，更能保留果實的原始成分，我們使用時也能吸收這些養分。譬如：荷荷芭油、昆士蘭堅果油、桃仁油、百香果油、芝麻油、瓊崖海棠油……等。

如果用植物油浸泡植物，將植物精華釋放在油中，就會成為「**浸泡油**」，譬如聖約翰草浸泡油、長生百里香浸泡油、金盞菊浸泡油。用浸泡油取得的植物精華，在芳香療法有出乎意料的效果，或許是因為浸泡油的傳統製作過程，有一段讓油曬太陽的時光吧！

開啟一場香氣旅行，來調油吧！

　　大自然的氣味常常是各種香氣分子混合在一起。如果將每一種香氣當作一種顏色，不同的顏色調和，就會產生新的顏色。不同的香氣分子，可以調出各種不同的氣味。

　　純精油需要稀釋才能用在皮膚上，譬如將糖灑在水中，糖水不會像純糖粒那麼甜；純精油滴在植物油中，精油就會被植物油包覆才接觸肌膚，降低刺激性。

　　居家稀釋精油時，一般會將 1ml 換算成 20 滴精油。簡單的方法是先準備 10ml 空瓶，參考以下表格滴入精油後，再將植物油加滿空瓶，就是列出的濃度：

什麼時候用？	10ml 空瓶內的精油量	濃度
稀釋有皮膚刺激性的精油	2 滴	1%
6-12 歲兒童日常保養	6 滴	3%
6-12 歲兒童症狀改善	10 滴	5%

　　小朋友身體小，循環快，精油進入身體產生作用的速度也快，平日保養的稀釋濃度 1%-3%就足夠。如果濃度太高，小朋友的小器官必須花更多力氣讓精油離開身體，反而更辛苦。當身體出現急性症狀，需要立即改善時，再提高濃度。無論稀釋的濃度多低，都要先確認精油的安全注意事項（P. 171），是不是適合小朋友。

　　另外，每個人的皮膚對於刺激性的承受度不同。可以先進行肌膚測試：在使用前，將稀釋的調油先塗在比較敏感的肌膚部位，譬如手腕內側、耳後的皮膚，過幾分鐘觀察肌膚有沒有紅腫，就能知道這個濃度是否會刺激皮膚。

如果純精油不小心滴到皮膚，尤其是眼睛黏膜、鼻腔外緣皮膚很薄的位置造成強烈刺痛感，請塗抹大量植物油後，再用水沖洗。植物油能包覆精油，立刻緩解刺激，再用水連同精油一起沖掉。只用水沖洗的話，會因為洗去皮膚黏膜的保護層，感覺更不舒服。

挑選品質好的精油

我們會挑選好的飲食，因為食物的好壞會影響身體。皮膚吸收精油，也是從皮膚「吃」進身體，當然也要挑選。好的精油至少有以下特徵，才能有一定的品質保證：

標示 100% 純天然精油　芳香療法使用精油的基本，就是用沒有額外添加物的萃取物。

檢驗標誌　國家級的有機標示或安心農產品認證，知道精油品質有基本保障。

列出學名　可以參考本書最末的安全索引。俗名就像我們稱呼人的小名，學名就是有家族姓氏與特色的正式名字，才能確認精油到底來自什麼植物，會有哪些植物特性。

標明產地　就像台灣南北水果也會有不同口味，不同產地的植物精油成分也會有差異，可以作為使用參考。

說明植物萃取的部位　不同的植物部位蒸餾出來的精油成分也會不一樣，如果要尋找特定的精油，部位也是重要依據。

萃取方式　從植物分離精油的方式有很多，除了蒸餾法，還有些會用化學溶劑萃取，稱為「原精」。原精可能有化學溶劑殘留，如果皮膚敏感，應避免使用在皮膚上。

存放在深色瓶子　精油要保存在沒有光線直射的地方，因為光與熱會影響精油品質。所以好廠商裝精油一定會用深色瓶子，維持品質。

價格合理　精油是農產品，就像不同水果的價格會不一樣，精油價格也會有差異。購買前可以確認各家品牌，了解平均價格。

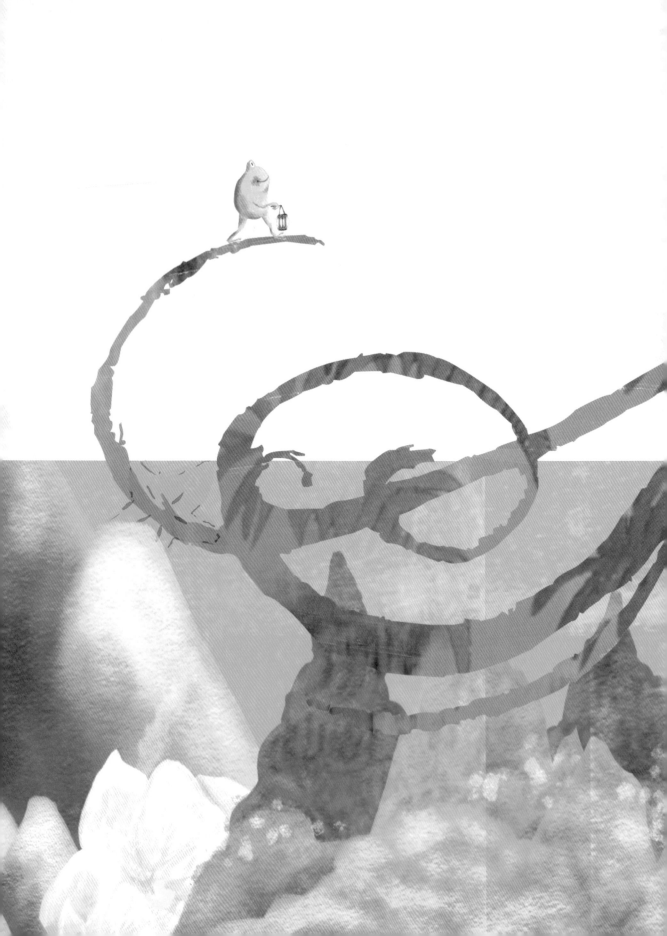

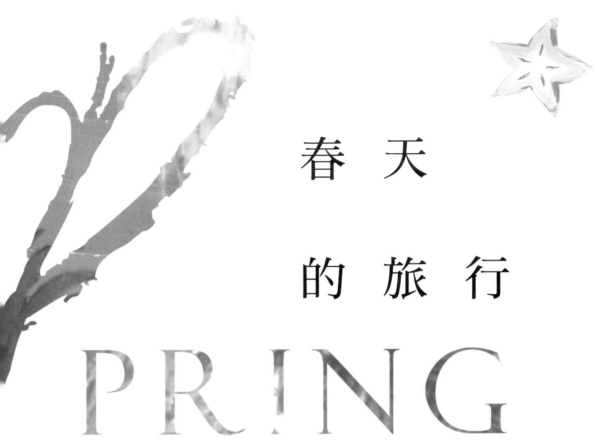

春 天

的 旅 行

PRING

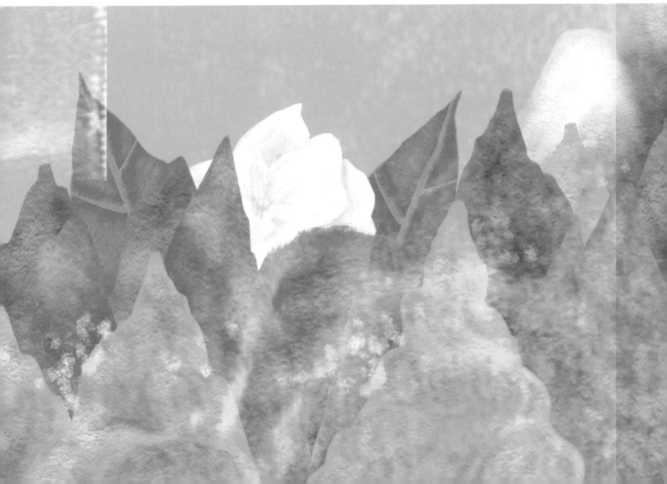

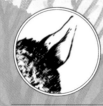

小樹蛙流鼻涕

春天的天氣，時冷時熱，
雨水一滴一滴落在葉片上，
又滑了下來。
空氣中飄散著梔子花的香味，
許多動物結束冬眠，
開始興奮地你來我往。

但是小樹蛙聞不到花香，
他的鼻涕也像雨水似地，
一滴一滴滑下來，
嗯？是鼻涕嗎？

仔細一看，是什麼呢？
鼻涕裡像是藏著讓人摸不著頭
緒的低語呢喃。

閱讀故事時建議嗅聞的香氣

猴子（單萜烯）：落葉松針 ／ 貓頭鷹（倍半萜烯）：德國洋甘菊 ／
小鳥（氧化物）：香桃木

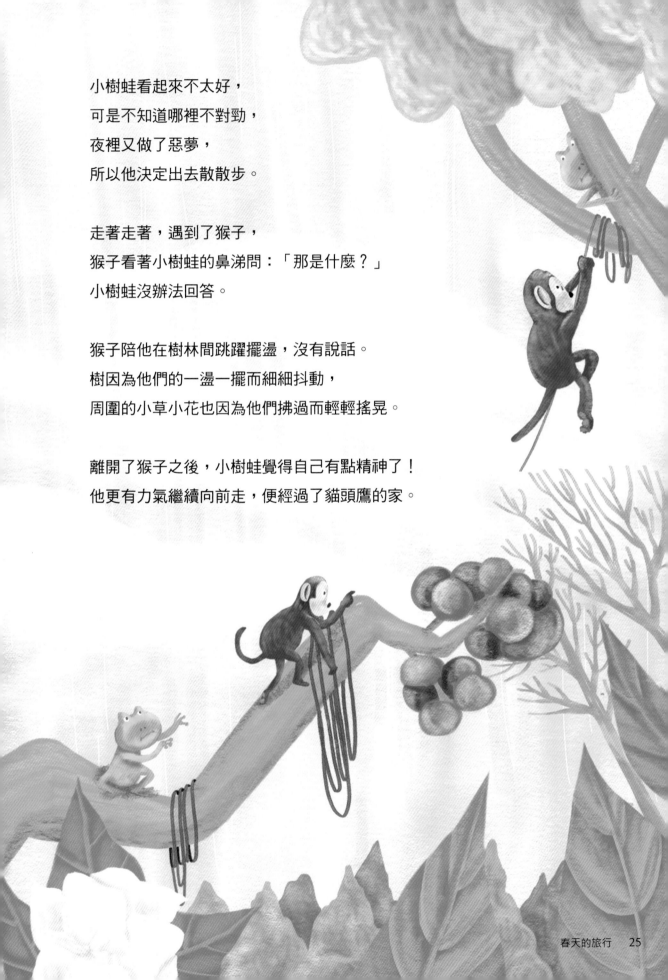

小樹蛙看起來不太好，
可是不知道哪裡不對勁，
夜裡又做了惡夢，
所以他決定出去散散步。

走著走著，遇到了猴子，
猴子看著小樹蛙的鼻涕問：「那是什麼？」
小樹蛙沒辦法回答。

猴子陪他在樹林間跳躍擺盪，沒有說話。
樹因為他們的一盪一擺而細細抖動，
周圍的小草小花也因為他們拂過而輕輕搖晃。

離開了猴子之後，小樹蛙覺得自己有點精神了！
他更有力氣繼續向前走，便經過了貓頭鷹的家。

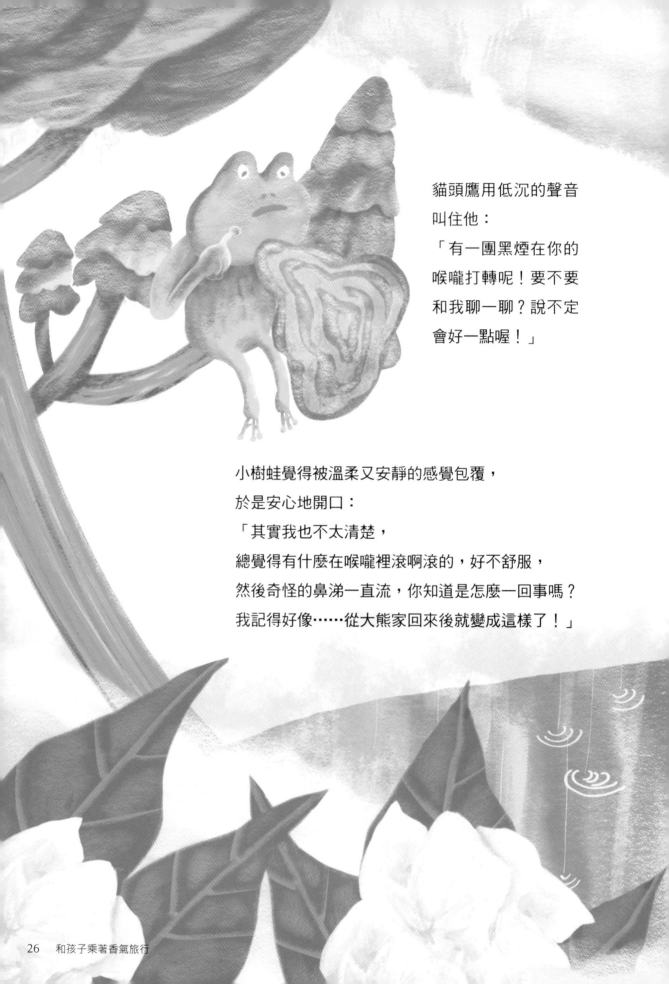

貓頭鷹用低沉的聲音
叫住他：
「有一團黑煙在你的
喉嚨打轉呢！要不要
和我聊一聊？說不定
會好一點喔！」

小樹蛙覺得被溫柔又安靜的感覺包覆，
於是安心地開口：
「其實我也不太清楚，
總覺得有什麼在喉嚨裡滾啊滾的，好不舒服，
然後奇怪的鼻涕一直流，你知道是怎麼一回事嗎？
我記得好像……從大熊家回來後就變成這樣了！」

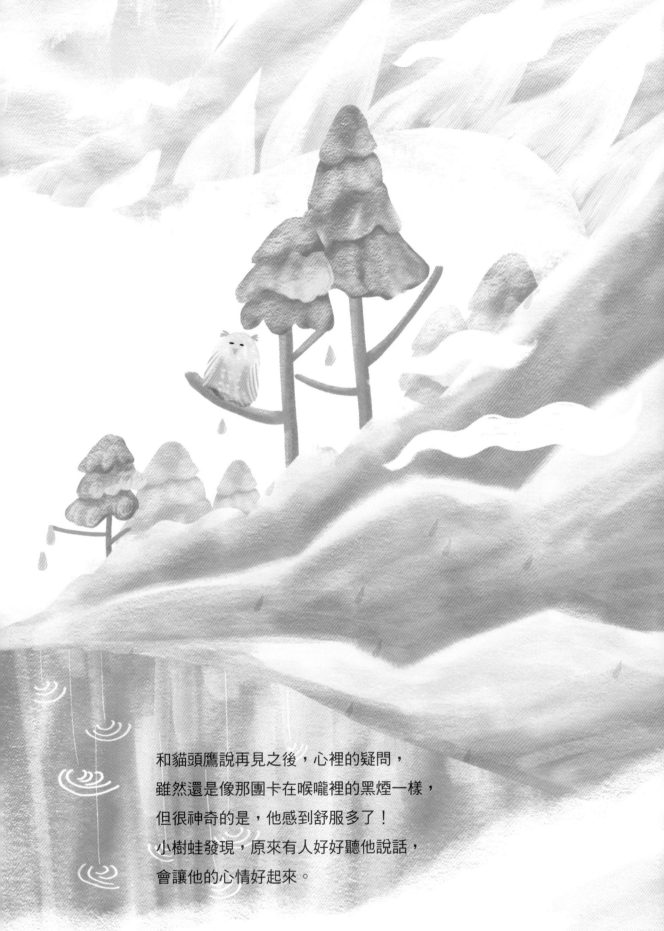

和貓頭鷹說再見之後，心裡的疑問，
雖然還是像那團卡在喉嚨裡的黑煙一樣，
但很神奇的是，他感到舒服多了！
小樹蛙發現，原來有人好好聽他說話，
會讓他的心情好起來。

小樹蛙繼續往前走，突然一陣風吹過，
接著小樹蛙聽見小鳥美妙的歌聲，真是好聽！

小鳥降落在小樹蛙的面前，看了看他奇怪的鼻涕後，
用飛快的速度重新排列了這些奇怪的言語。
小樹蛙驚訝地看著這些整理過的文字，
他很快就明白了。

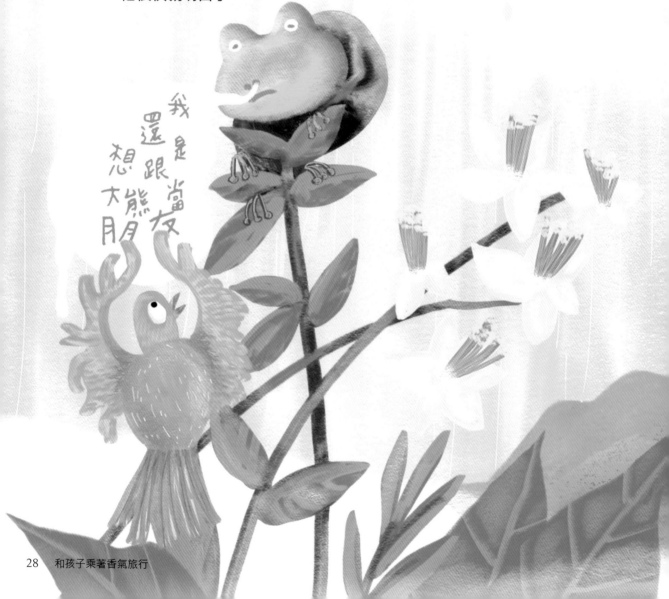

我是當友
還跟熊朋
想大
月

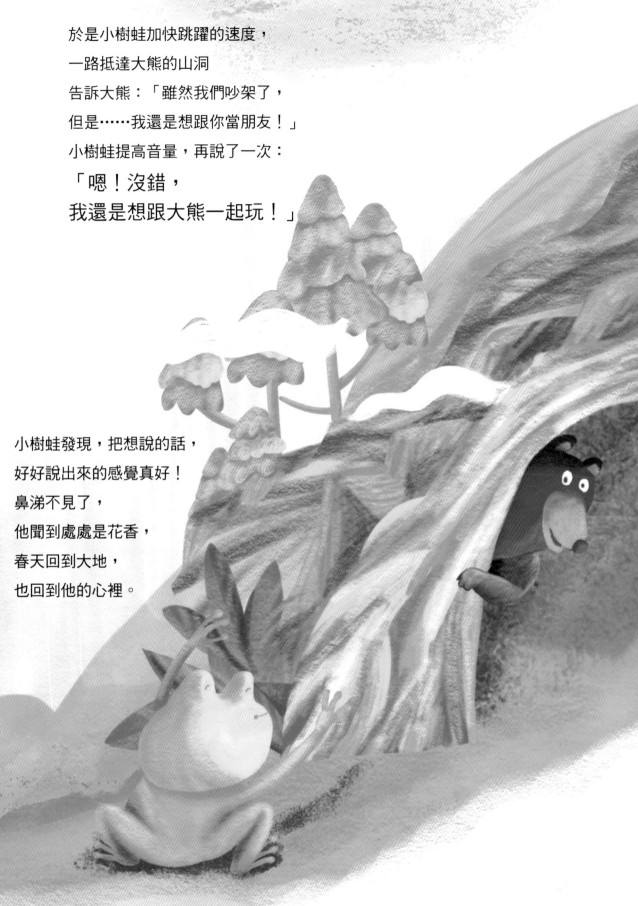

於是小樹蛙加快跳躍的速度，
一路抵達大熊的山洞
告訴大熊：「雖然我們吵架了，
但是……我還是想跟你當朋友！」
小樹蛙提高音量，再說了一次：
「嗯！沒錯，
我還是想跟大熊一起玩！」

小樹蛙發現，把想說的話，
好好說出來的感覺真好！
鼻涕不見了，
他聞到處處是花香，
春天回到大地，
也回到他的心裡。

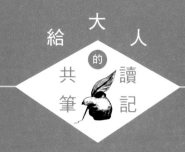

給大人的共讀筆記

小孩子生病的原因有很多，有可能是外在環境因素，像是空氣汙染或外傷，或因免疫系統還處於發育階段，所以還不甚穩定。另外還有一個比較容易被我們忽略的原因──心理因素。據我們的觀察，當小孩遇到某些衝擊或是難以處理的情緒時，身體常常也會同時出現某些症狀。嚴重時，當然需要尋求相關專業人員進行心理治療，而我們提供的是芳香療法上的支持。在記憶中你一定有過類似的經驗：聞到花香而欣喜，或是聞到剛出爐的麵包味而感到幸福。同樣地，芳香療法也能進入邊緣系統改變我們的情緒，每種芳香分子都以自己獨特的特性，影響我們不同的情緒面，除此之外，對免疫系統也有很大的幫助。

在這個故事中，春天到來，動物們紛紛甦醒，小樹蛙面臨著與朋友溝通的壓力，接著就流鼻涕了。這些鼻涕看似字，卻更像語焉不詳的亂碼而無法辨識，那它到底是什麼呢？過程中每位幫助他的朋友，都象徵著芳香分子如何協助他找到答案。

故事中的猴子象徵單萜烯的特性，擅長激勵與鼓舞，幫助小樹蛙更有精神面對問題，不會長時間陷入沮喪，並且提振他的免疫力，例如：落葉松針、西伯利亞冷杉、黑雲杉。貓頭鷹則象徵倍半萜烯的特性，傾聽與安撫，讓小樹蛙試著聽聽自己心裡的聲音，並且給予消炎鎮靜的支持，例如：德國洋甘菊、聖約翰草、薑。小鳥則象徵氧化物的特性，能夠快速整理訊息，帶來明快的思緒，以及表達自己的勇氣，同時也幫助他處理上呼吸道的感染，例如：香桃木、澳洲尤加利、穗花薰衣草。

經過這些芳香小動物們的幫忙，小樹蛙終於明白一直不開心的原因是什麼，勇敢地和大熊說出心裡的話。豁然開朗的小樹蛙，在身心的問題得到串聯與解決之後變得更有活力，流鼻涕和喉嚨痛的症狀因此得以解除。

希望這個故事，能夠更有助於孩子了解植物的氣味如何與他相伴，在閱讀故事時，遇到不同的動物，也可以把牠們象徵的精油拿給孩子嗅聞，問問他們的感受如何？

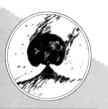

動手調出「春天的花園」

　　春天的天氣忽冷忽熱，呼吸道的感染和過敏，常常在此時發生，有些孩子也容易產生情緒上的起伏，跟著我們一起嘗試在日常中加入香氣儀式，幫助每個孩子更愉快地度過萬物蔓生的春天，並一起享受充滿香氣的生活吧！

　　在調香氣的時候，我們試著加入「花園」的意象來調香，試著做一位香氣的園丁，以腦海中春天花園裡的各種動植物為藍圖！請在做香氣想像時，吸聞每一瓶香氣的當下都專注在春天的景象，調入屬於你和孩子的花園氣息中，在吸聞之間也幫助自己更開展和釋放胸腔的壓力。

行前裝備

- 玻璃燒杯 50ml 一個
- 玻棒 一支
- 植物油 數款
- 精油 數款
  （適合孩子的種類）
- 玻璃瓶 30ml 一個
- 圖畫紙 數張
- 筆

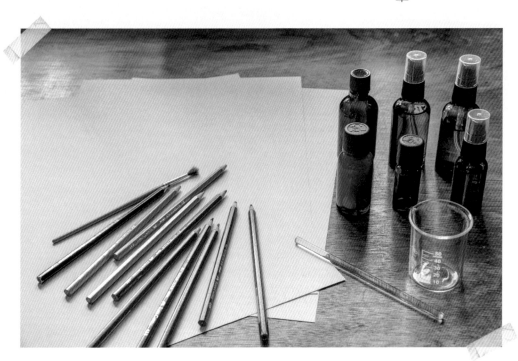

旅行地圖

將每瓶精油逐一滴在裁成條狀的圖畫紙上，讓孩子嗅聞。

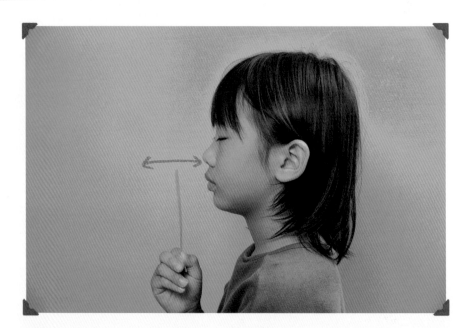

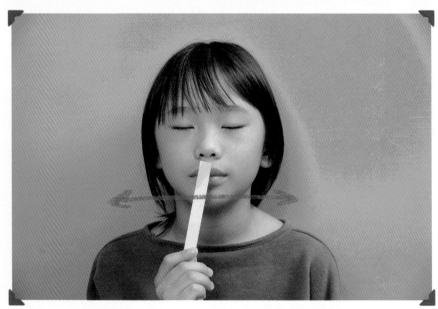

由遠而近、由左而右地來回移動香氣，幫助氣味的層次延展開來

$Step$
2

吸聞香氣時，將專注力放在花園的意象上，在紙上記錄下每個氣味
感受到哪些花園裡的景象，如果孩子喜歡用畫的，也是很不錯的記
錄方式。

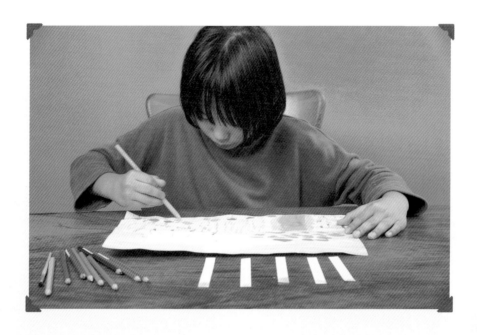

$Step$
3

先在紙上按照對花園的想像，分配每個氣味的滴數。（請參考「隨身
羅盤」中所提供的範例）

$Step$
4

將分配好的精油滴數，滴入燒杯中。

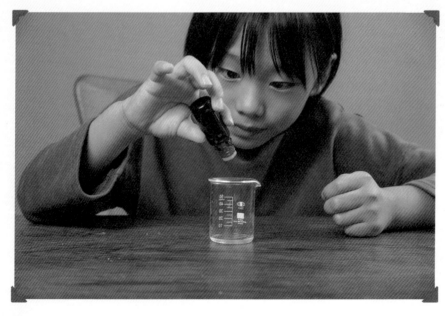

Step **5**

選擇植物油的種類，然後一起倒入燒杯中。

Step **6**

用玻棒輕輕攪拌，讓氣味融合，此時如果覺得氣味太濃，還可以再加入一些植物油，但記得記錄下來加了多少。

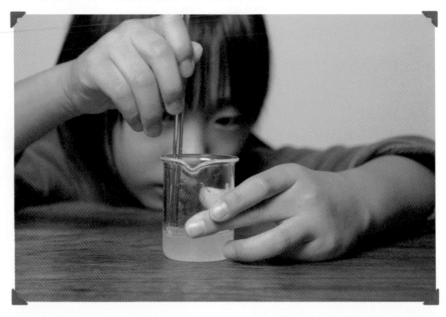

Step **7**

倒入玻璃瓶中，蓋上蓋子滾動瓶身。然後再品聞一次調和後的香氣。

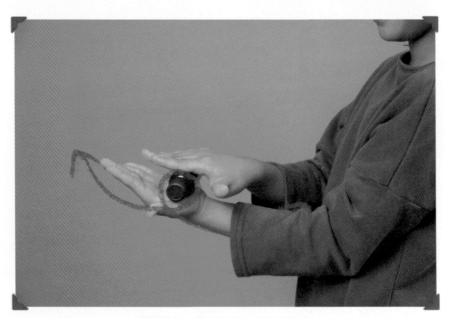

滾動瓶身，讓精油均勻地互相融合

Step **8**

貼上標籤，註明日期與配方，靜置二個星期之後，再打開來聞聞看有什麼不同。

隨身羅盤

以下提供範例，幫助父母能更清楚方向，明白如何和孩子互動：

昆士蘭堅果油、桃仁油、百香果油共 30ml，加入以下 18 滴純精油

（可依孩子的喜好調整濃度）：

芳枸葉——氣味像臭蟲	2 滴	香蜂草——氣味像果汁和小草　3 滴
豆蔻——氣味像風和小溪	2 滴	紅香桃木——氣味像花和青蛙　2 滴
德國洋甘菊——氣味像濕濕的土	3 滴	橙花——氣味像下過雨的草地　2 滴
西伯利亞冷杉——氣味像小木屋	4 滴	

　　花園配方的比例想要讓花多一點，那就多加點花進去，其中也需要想想不同的花香，會有不同的氣味印象，因此不一定真的要加入花香精油，也可加入覺得聞起來像花香的氣味。想要有一個比較富含綠意的花園，那麼也許香蜂草或是紅香桃木就多加一些。

　　植物油本身也富含香氣，在選擇的時候也可以把植物油的氣味考慮進去，每一種植物油的氣味都不同，塗在身上的質感也不盡相同，可以讓孩子先好好聞一聞、在手上塗一塗，有感受之後再做選擇。

　　當然不是每種氣味小孩都會喜歡，此時我們會選擇尊重，讓他嘗試其他氣味，因此種類可以依個人狀況而自由更動，對香氣的感受很個人、也沒有標準答案。不過我們除了可以再一步詢問孩子討厭此氣味的原因（會讓他聯想到什麼？），也可以提醒小孩，不同的氣味混合之後的感受是很不一樣的，並且在整個調香完之後，靜置二個星期的氣味也會有所不同，鼓勵他們嘗試看看。

　　然而孩子的感官很敏銳，一下子聞太濃或是太多氣味，往往會讓他們反感，所以在嗅聞的時候，可以在紙上沾附少量的精油，或是只讓他們嗅聞瓶蓋，並與鼻子保持一定的距離，並且先從一次三種氣味開始練習，過一陣子再慢慢增加，讓孩子逐步地前進。如果真的還是不行，從新鮮植物的香氣開始體驗，接近身邊的小花小草，也是一個很好的開始。

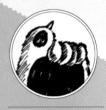

• 觸覺的旅行 •

胸腔按摩與發芽儀式

• **胸腔按摩** （胸腔→脖子和耳朵） •

在調完「春天的花園」之後，就讓身體來一場香氣旅行吧！這是一首讓胸口開出花朵的圓舞曲，親子能夠互相按摩，也是很適合在睡前一起共享的香氛時光。

行前裝備

· 約 2ml 的「春天的花園」按摩油　　· 溫暖的手　　· 適當的室溫

旅行地圖

---

step
1

建議先將油稍微溫熱，再將油倒於胸口中央，從胸口中心慢慢將油往外畫圈，直到按摩至整個胸腔，可反覆按摩三至五回。

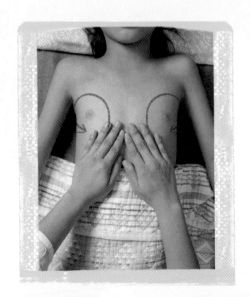

$Step$
2

接著還可像花朵向外綻放,將雙手從胸口中央往兩側畫開,一直畫到
手臂內側,再至手掌。反覆按摩三至五回,幫助胸口舒展開來。

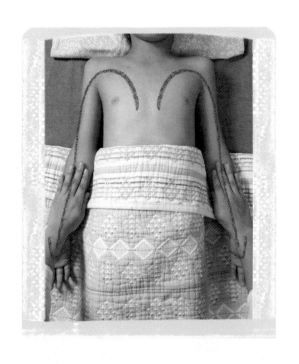

$Step$
3

然後像枝枒向上伸展,繼續向上滑到脖子,再延伸到耳朵,在耳朵周
圍打轉五圈。

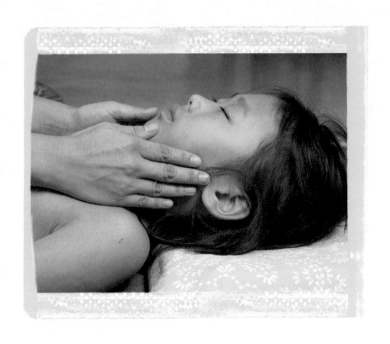

Step
4

最後，可以將手停留在胸口一陣子，像是在說按摩即將結束，然後隨著自己的呼吸，慢慢將手拿開。

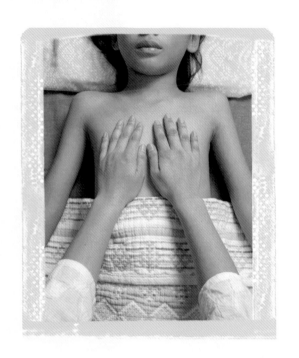

隨身羅盤

　　按摩結束後，留下一點點時間互相詢問彼此的感受，當然也可以觀察有什麼不同的變化。觸覺是一種難以掩蓋真實情感的對話方式，總是能夠把言語難以說明的感受，表達得淋漓盡致。非常鼓勵親子之間擁有這些生活中的香氣小儀式，並且能常常持續下去，幫助親子之間擁有另一種相連的溝通方式，以及紓解累積在胸口的情緒。

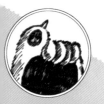

發芽儀式

　　春天是個容易發睏賴床，甚至有起床氣的季節，發芽儀式能夠幫助孩子從睡夢中慢慢甦醒，就像幫助種子甦醒發芽一樣，讓孩子在身心都準備好的狀態下，開始一天的活動。每當我為孩子施做這個儀式時，都會發現他們的情緒不但會穩定許多，在行動中也不容易受傷。因此這個儀式，非常適合需要一早起床上學的小孩。

行前裝備

・「春天的花園」按摩油 1 滴　　　・溫暖的手　　　・愉悅的心

旅行地圖

Step 1

一隻手滴上「春天的花園」按摩油，將雙手搓熱，再將充滿香氣的手掌放在孩子的鼻子前方，嗅聞 1 至 2 分鐘，再輕輕貼在孩子的後腦（睡夢中的孩子處在任何姿勢都沒有關係，不需特別移動他）；另一隻手則掌心朝上，並伸直手臂高舉過頭，像是在迎下春雨的能量，幫助孩子發芽。

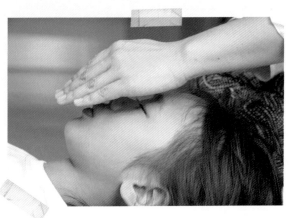

將充滿香氣的手掌放在孩子的鼻子前方 1 至 2 分鐘

有時孩子的身體會有些顫動，身體將會在醒來之前，做最後深層的
放鬆。

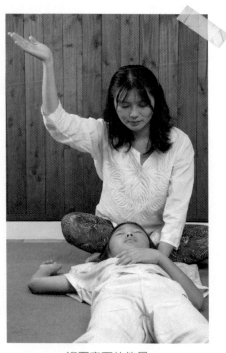

迎下春雨的能量

Step
2

將孩子的身體伸展成像種子長出嫩芽那般：首先輕輕舉起孩子的一隻
手，慢慢地將手以波狀延伸或是輕晃向上伸展，接下來再慢慢舉起另
一隻手，讓孩子的兩隻手都得到伸展，比較順手之後，可以嘗試讓手
往不同的方向前進探索，然後還可以繼續邁向腳的伸展，甚至讓手和
腳一起活動。

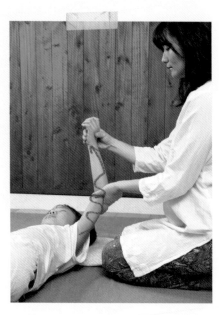

如果孩子開始有點意識，有時會開始自己發芽，跟你互動，甚至最後笑得像開花一樣！

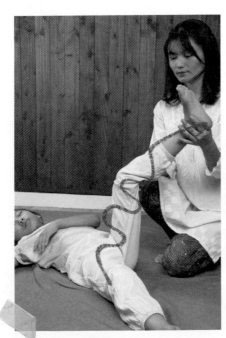

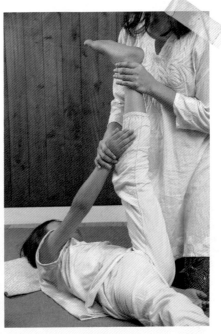

將手或腳輕晃之後，向上伸展　　　　讓手和腳一起活動（輕晃、旋轉、伸展），
　　　　　　　　　　　　　　　　　最後可以觸碰相接

隨身羅盤

　　這是一場肢體的互動遊戲，伸展的動作，沒有一定的形式，可以由照顧者與孩子的身體互動發展出來，想像植物發芽的意象，因此可向上、旋轉、彎曲、晃動……，甚至將身體不同部位牽連在一起，由各種動作組合而成，就像自然萬物發芽的時候總是姿態萬千，可以從平常和孩子一起觀察植物的過程中，得到一些靈感。不過，不論是什麼樣的動作，都請緩慢進行，讓孩子的身心配合著香氣，有足夠的時間舒展開來，也幫助因為長時間累積壓力而卡住的關節放鬆下來。

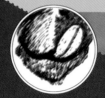

甜蜜蜜花園水塘

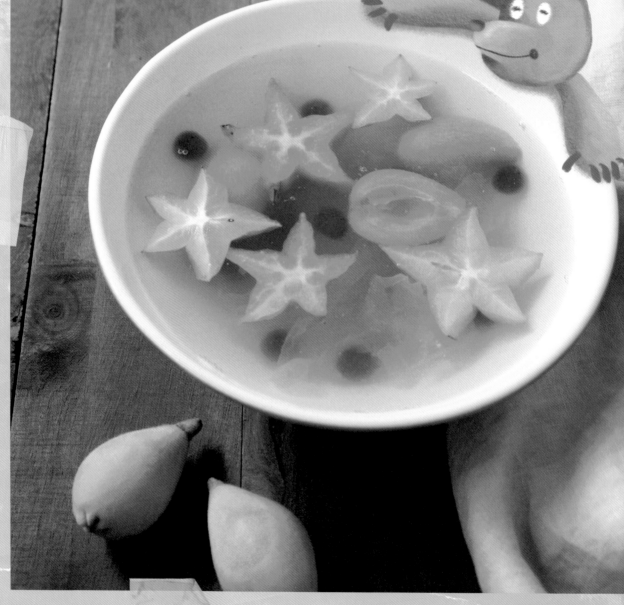

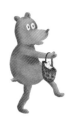

　　這是一道把春天的氣味、色彩、心情組合起來的點心,在氣溫乍暖還寒的春天,「花園水塘」特別選用生津潤肺的銀耳、枇杷、蜂蜜,並以蔬果製作充滿膳食纖維的珍珠,最後加入提升免疫力的植物複方純露,吃甜甜同時讓大人小孩頭好壯壯,一起對抗春季後母面、變化多端的天氣!

　　食譜內的選材,皆可依口味與喜好替換,但特別建議選用當季的食材,把風土吃進身體裡,和自然一起唱歌。

行前裝備

· 水果:楊桃 1/4 顆,切成星星狀;枇杷 2-3 粒,去皮對切成小船狀

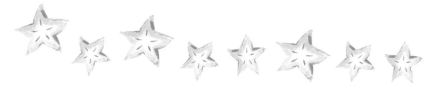

· 蔬果珍珠適量,可預先製作合適的分量,存放於冷凍庫,也可以在等待浸泡銀耳時製作。
· 乾燥銀耳 1-2 朵
· 香甜水:冰糖 25g、蜂蜜 40g、春季植物純露

旅行地圖

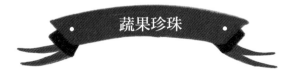

蔬果珍珠

材　　料　　火龍果 100g(可代換成其他蔬果)、樹薯粉或地瓜粉 70g、太白粉 30g

 note　用不同的蔬果會呈現不同的色彩,但請斟酌蔬果水分的比例,自行增減粉類用量,原則上最後麵糰要能成糰,並揉成三光不黏手的狀態。

地瓜、南瓜,皆
先蒸熟壓成泥

菠菜泥,水煮
後打成泥,若
纖維過粗可再
過濾一次

火龍果,壓成泥
狀,稍微煮滾

Step 1

果泥加熱至沸騰後,立即倒入粉類材料中,用刮棒攪拌成麵屑狀。

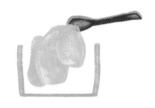

Step 2

微降溫後,用手揉捏至三光狀態(麵糰光、碗光、手光),若麵糰太乾可以酌量加點溫水,再多揉幾下讓口感更 Q 彈。

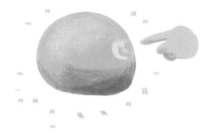

Step 3

整型可以用手搓成直徑約 0.6cm 的小湯圓狀,或是擀平後切成小丁。

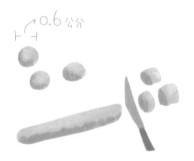

0.6公分

$step$
4

水滾後放入珍珠，不時攪拌以防黏底，建議於滾水中煮 5 分鐘，熄火悶 10-15 分鐘，煮至珍珠有透明水感外觀即可起鍋。

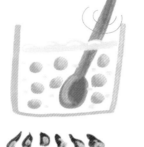

note 依據搓圓的珍珠大小不同、分量不同，也會影響煮熟的時間唷！

$step$
5

起鍋的珍珠可以淋上蜂蜜，或泡入冰糖水中以防沾黏。

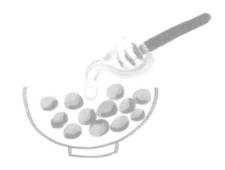

note 多製作的麵糰，可以搓成小圓球狀後，密封可冷藏三天，冷凍可達一個月，直接拿出於滾水中煮熟，即可食用。

銀耳珊瑚

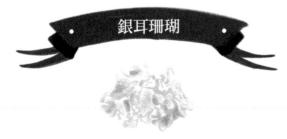

$step$
1

乾燥銀耳浸泡 1-2 小時後，變得膨脹柔軟，在清水下溫柔地沖洗它，再用剪刀把銀耳底部最硬、最黃的蒂頭剪掉，再剪成適口大小。

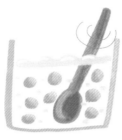

$Step$
2

電鍋第一次蒸煮：內鍋放入 1000cc 的水和銀耳，外鍋 2 米杯水，跳起後悶 30 分鐘。

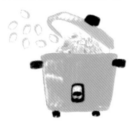

$Step$
3

電鍋第二次蒸煮：將冰糖加入內鍋中，外鍋 1.5 米杯水，跳起後悶 30 分鐘，至銀耳呈柔軟黏滑狀即可。

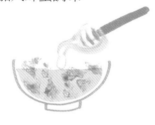

$Step$
4

試吃甜度，再加入蜂蜜調味。

香甜水

材　料　　　　　冰糖 25g、蜂蜜 40g、春季植物純露、水 800cc

$Step$

煮至冰糖融化後，再加入蜂蜜 40g（可自行視口味增減甜度），最後加入春季植物純露一大匙。

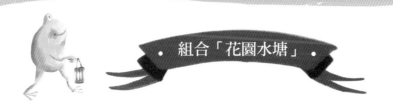

組合「花園水塘」

Step 1

在碗中放入適量的銀耳與香甜水。

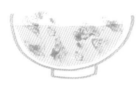

Step 2

將切片的楊桃星星和枇杷小船放入,再撒上剛剛做好、五顏六色的蔬果珍珠。

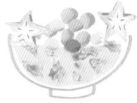

Step 3

最後加入植物複方純露,香香甜甜、色彩繽紛的花園水塘完成!

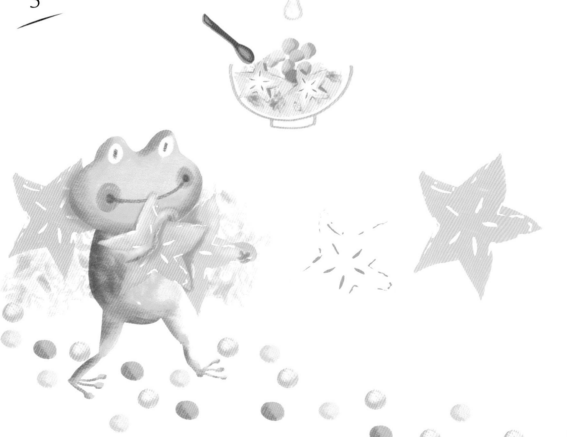

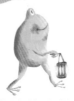

隨身羅盤

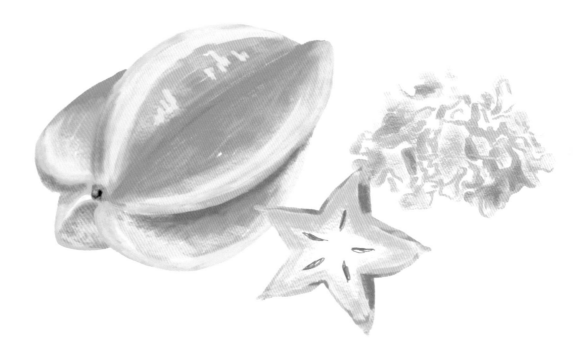

楊桃

橫切面像星星一樣的楊桃,品種分為酸味及甜味,酸楊桃主要用來製成果汁、釀酒,平時在水果攤買的,是甜楊桃而不是酸楊桃唷!但無論是酸楊桃或甜楊桃皆有生津止咳的功效,果肉裡富含大量有機酸,如草酸、檸檬酸、蘋果酸等,具有黏附喉嚨的作用,並吸附水分,維持喉部的濕度,舒緩喉嚨乾癢。

銀耳

又稱白木耳,一直以來皆是廣為人知的美顏聖品,被稱為「平民燕窩」。富含十多種胺基酸、維生素 B 群、鈣、鉀、磷等多種礦物質,還有銀耳多醣體、膠質、膳食纖維,能保健腸道、增強免疫力,以中醫的觀點,銀耳能養胃、潤肺,生津止燥,大人小孩都很適合食用!

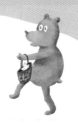

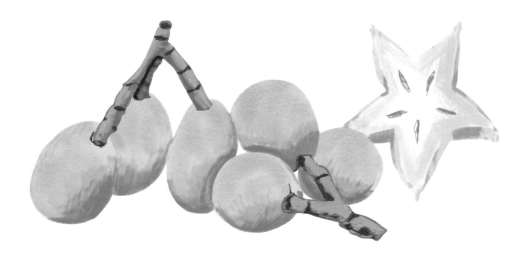

枇杷

枇杷以狀似琵琶而得名，黃澄澄的果實有著飽滿的能量，除了多種維生素與礦物質外，還含有苦杏仁苷，有潤肺止咳、祛痰的作用。我們熟知的「川貝枇杷膏」則是取枇杷葉乾燥後，與多種中藥材一同熬煮，再和麥芽糖、蜂蜜煮至濃稠，中醫認為能對治少痰乾咳。

春季植物純露配方推薦

桉油醇樟＋香桃木＋羅馬洋甘菊，是春天必備、老少咸宜的純露配方，有助抗菌、抗感染，提升免疫力以預防春季流感，並安撫焦躁情緒，平衡春天多變氣候帶來的心神不寧。

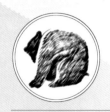

呼吸道問題與過敏

　　春天是大地回春，草木蟲鳥皆蠢蠢欲動的季節，大宇宙牽動小宇宙，隨著氣候起伏不定，孩子的身心也因此常常受到波動。東北季風在春天仍然不時呼嘯而過，陽光偶爾從雲層後緩緩釋出一點溫暖，有時候又陰雨綿綿、濕冷不已，時陰時晴的多變氣候很容易讓小孩生病，特別是呼吸道的感染與過敏。

　　急性上呼吸道感染就是我們所說的一般感冒，可能出現的症狀有發燒、鼻塞、流鼻水、咳嗽、喉嚨痛、頭痛以及沒有食慾，如果孩子有持續高燒不退的症狀，則建議配合就醫確認進一步的原因。

　　芳香療法裡，最常拿來抗感冒的精油，就是生長在澳洲本土的桃金孃科植物了。經常使用的有澳洲尤加利、綠花白千層、茶樹、香桃木、芳枸葉，用來處理呼吸道過多痰液的問題，並且能緩解鼻塞、廣泛抗感染並提振孩子的免疫系統，縮短感冒病程。可以搭配被認為是「孩童保母」，能夠溫和抗菌、抗病毒，平衡情緒的單萜醇類精油，以及幫助加速淋巴與血液代謝、振奮精神的單萜烯類精油。最後，不要忘了加上屬於孩子當下心理因素的配方精油，例如橙花、羅馬洋甘菊、德國洋甘菊，這樣的處方箋便是身心兼顧的配方了。

行前裝備

 建議複方按摩油　　茶樹（4 滴）、澳洲尤加利（4 滴）、膠冷杉（4 滴）、葡萄柚（6 滴）、沉香醇百里香（5 滴）、真正薰衣草（5 滴）、橙花（2 滴），加入 30ml 長生百里香做成的浸泡油，稀釋成 5% 複方按摩油。

旅行地圖

 複方按摩油應用方式　身體　　•　將上述複方按摩油塗抹於腳底以及腿
　　　　　　　　　　　　按摩　　　　部內側，並搭配胸腔按摩，一天四次。

　　　　　　　　　　　芳香　　•　將上述複方按摩油滴於純棉棉球上，
　　　　　　　　　　　耳塞　　　　約三滴，塞在孩子的耳洞口，白天兩
　　　　　　　　　　　　　　　　　小時換一次，睡前換最後一次後，直
　　　　　　　　　　　　　　　　　接塞到天亮即可。

行前裝備

 建議複方純露　　桉油醇樟（10ml）、香桃木（10ml）、茶樹（10ml）、天竺葵（10ml）、橙花（10ml）。

旅行地圖

 複方純露應用方式

芳香
純露水

可以加入溫熱的飲用水裡，稀釋的方式是「水 100ml+ 純露 2ml」，一天可以飲用五到六次，其實純露普遍比較溫和，但有時候小孩覺得味道太濃不想喝，所以可以在濃度上適時調整，讓孩子覺得比較順口。

芳香
噴霧

流鼻水、鼻塞時，可以使用蒸鼻器，家裡若有電動吸鼻器的話，有些會兼具噴霧器的功能。把純露倒入蒸鼻器或是噴霧器裡，然後對著孩子的鼻腔噴，一次大約 5 到 10 分鐘，一天可以噴到四次都沒問題，尤其是睡前，讓鼻子更順暢，孩子也會更好睡。

隨身羅盤

　　以上按摩油劑量屬於急症劑量 5%，如果是日常保養的話則降至 2% 到 3%。

　　如果遇到孩子不喜歡塞耳塞的話，可以改成按摩耳朵，把耳朵裡裡外外，包括耳洞口都好好按一下，不用太大力但需要貼實緩慢。耳朵擁有非常多穴道，所以按摩耳朵對於提振身體的自癒能力很有幫助。如果連按摩耳朵都不喜歡，那麼背部按摩也是很好的方式。

　　由於許多孩子不像大人願意為了功能性而忍耐，因此多元的應

用方式是必要的，不要讓一場感冒下來，成了孩子與父母間拉鋸戰的回憶，造成日後在生活中使用香氣的困難。香氣本是開創親子間美好互動的橋梁，是在腦海中書寫甜蜜互動記憶的隱形筆，所以就在安全的範圍內，嘗試不同的使用方式，找到適合孩子的途徑吧！

過敏性鼻炎

行前裝備

 建議複方按摩油　　　醒目薰衣草（7滴）、茶樹（5滴）、膠冷杉（7滴）、昆士亞（6滴）、羅馬洋甘菊（5滴），加入 30ml 的甜杏仁油，稀釋成 5% 複方按摩油。

旅行地圖

 複方按摩油應用方式　身體　● 將上述複方按摩油塗抹於大腿內側與
　　　　　　　　　　　　按摩　　 上背部，並搭配胸腔按摩，每日三到
　　　　　　　　　　　　　　　　　四次。

行前裝備

 建議複方純露　　　　桉油醇樟（10ml）、香桃木（10ml）、茶樹（10ml）天竺葵（7ml）、橙花（6ml）、德國洋甘菊（7ml）。

旅行地圖

 複方純露應用方式　芳香
噴劑
　● 放入噴瓶，每日噴鼻腔內三到四次。

芳香
純露水
　● 加入溫熱的水中飲用，稀釋的方式是「水 100ml + 純露 2ml」，一天可以飲用五到六次，或是於鼻子不適時飲用。

行前裝備

 建議鼻腔用油　膠冷杉（2 滴）、澳洲尤加利（1 滴）、芳枸葉（1 滴）、摩洛哥藍艾菊（1 滴）、白玉蘭葉（1 滴），加入 30ml 的芝麻油。

旅行地圖

 鼻腔用油應用方式　鼻腔
滴劑
　● 於兩邊鼻孔各滴一滴，每日二到三次。可於噴完純露之後使用，也可以用來按摩鼻梁兩側。

隨身羅盤

　　有過敏性鼻炎的孩子實在非常辛苦，在發作時往往因此難以專注，甚至情緒不穩。上述建議的配方與應用方式，除了幫助減緩鼻塞、流鼻水、細菌感染和消炎之外，還有助安撫焦躁不安的心，讓孩子更有耐心度過過敏性鼻炎發作的日子。

照顧者用油：增加體力與穩定情緒

　　除了孩子之外，也絕對不能忽視照顧者的狀況，因為照顧者在此時是很重要的存在，用油除了避免交互傳染，也維持照顧者的體力，並且給予較穩定的情緒，讓照顧者的情緒不要太過焦慮、緊張，讓彼此能在身心都受到安頓的狀態下度過病程。不管是受到小孩感冒，還是因為孩子過敏發作時所產生的情緒影響，照顧者都可以使用以下配方，幫助自己更有體力、也更有耐心地度過。

行前裝備

 建議複方按摩油　　澳洲尤加利（5滴）、膠冷杉（3滴）、檸檬（3滴）、沉香醇百里香（6滴）、昆士亞（5滴）、歐白芷根（4滴）、胡蘿蔔籽（4滴），加入30ml長生百里香做成的浸泡油，稀釋成5%複方按摩油。

旅行地圖

 複方按摩油應用方式　身體按摩　● 塗抹於胸口、尾椎、腳底（塗完可穿上襪子）以及腿部內側，一天二到三次。

| 芳香
耳塞 | ● 兩個小時換一次，以及塞著睡覺。 |

行前裝備

 建議複方純露

桉油醇樟（10ml）、香桃木（10ml）、茶樹（10ml）、天竺葵（7ml）、橙花（6ml）、馬鞭草酮迷迭香（7ml）。

旅行地圖

 複方純露應用方式

| 芳香
純露水 | ● 可預先稀釋好一壺，稀釋的比例是「水 1000ml+ 純露 30ml」，請於一天內喝完。 |

隨身羅盤

以上介紹的每一種方式，都可以依個人喜好和狀況合併使用。有多餘的時間、體力能做到每種應用方式當然最好，但是萬一心有餘而力不足，就選擇自己比較能做到的幾種方式施作。就算最終只能在睡前用純精油做擴香，也是一種讓自己好好休息的方法。

大人小話

　　呼吸是一種內在情緒的細膩語言。當我們情緒平穩的時候，呼吸的節奏和聲音是非常好聽的，我常常聽著孩子和先生穩定而平靜的呼吸聲放鬆地睡去。不過大家一定也有類似的經驗，當恐懼、生氣、興奮或欣喜的時候，我們的呼吸頻率都會和平常不太一樣。因為放鬆而喘的一口氣，和因為沮喪而喘的一口氣，都會很不相同。如果我們仔細觀察小孩的呼吸，即便是不太會表達自己的孩子，都能發現這個細微之處。

　　呼吸道如同表達自我的一個管道，當遇到不能順暢表達自己想說的話時，呼吸的頻率和呼吸道的健康常常就會有所變化，所以除了身體受到感染的面向之外，我們還可以藉由這個細膩的語言，在日常中去了解孩子與自己需要被關照的地方。

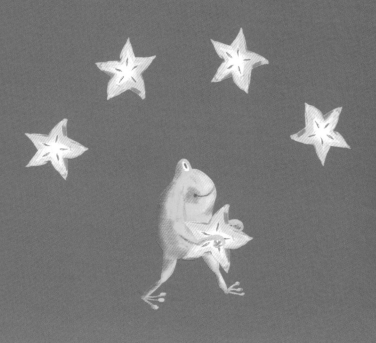

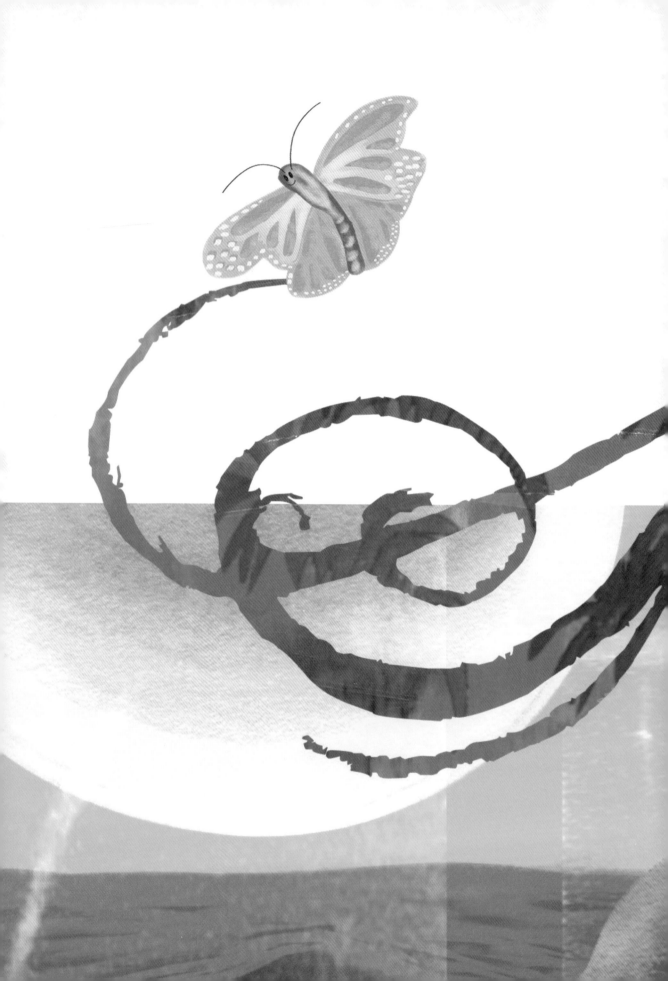

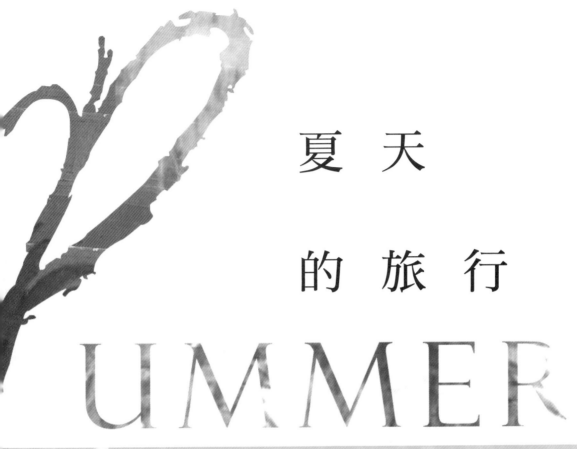

夏 天

的 旅 行

UMMER

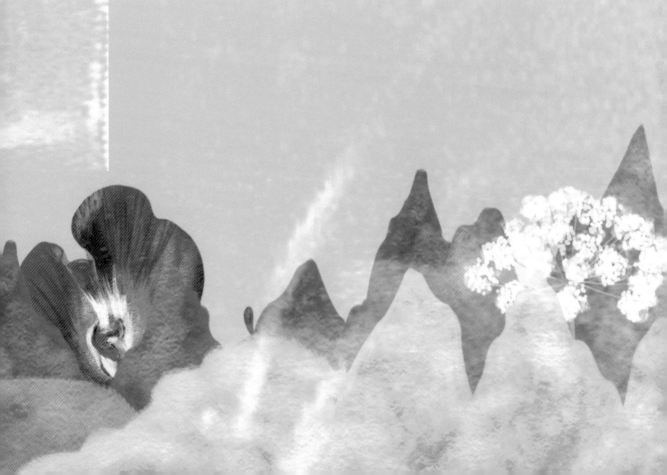

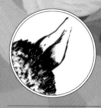

地底下的狂風大浪

小樹蛙的肚子不太舒服，
外面的蟬叫聲，
大到讓小樹蛙聽不見其他聲音。

肚子痛得迷迷糊糊的時候，
他好像聽到媽媽在叫他。

閱讀故事時建議嗅聞的香氣

猴子（單萜烯）：葡萄柚 / 大狗（單萜醇）：沉香醇百里香 /
小貓（酯）：真正薰衣草

他慢慢站起來，
朝著聲音的方向走過去，
看見一個很深的地洞。

小樹蛙鼓起勇氣走了進去，
過了好久好久都看不到盡頭，
牆壁上還長了好多凌亂又恐怖的樹根。
他想繼續往下走，卻一直不停迴旋，像繞圈圈一樣。

他的腳底踩著濕濕黏黏的東西，
而且開始有風吹了起來，
越吹越大，像狂風一般。
腳底下流過的水流，
也越來越強，像大浪一樣，
小樹蛙被沖倒在地。

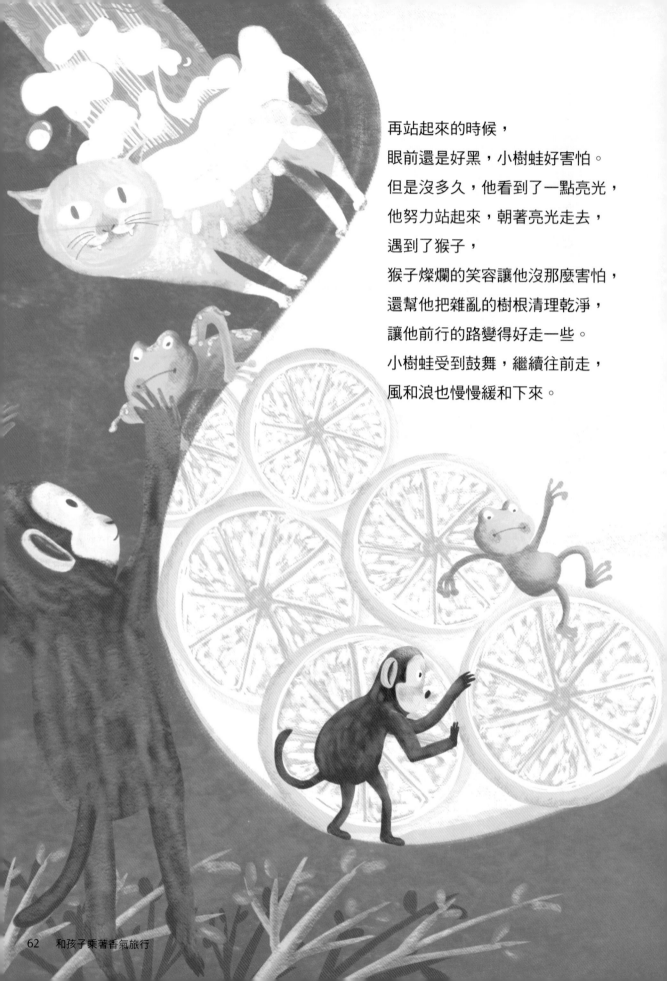

再站起來的時候，
眼前還是好黑，小樹蛙好害怕。
但是沒多久，他看到了一點亮光，
他努力站起來，朝著亮光走去，
遇到了猴子，
猴子燦爛的笑容讓他沒那麼害怕，
還幫他把雜亂的樹根清理乾淨，
讓他前行的路變得好走一些。
小樹蛙受到鼓舞，繼續往前走，
風和浪也慢慢緩和下來。

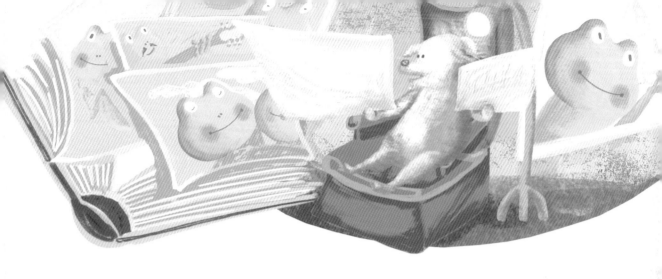

接著，他看見大狗靜靜地坐在前方，

小貓咪也慵懶舒服地趴在一旁，

走近一看，發現大狗正在整理寶盒裡的照片。

小貓咪緩緩走過來，溫暖地抱著小樹蛙，

然後說：「你想念爸爸媽媽了嗎？」

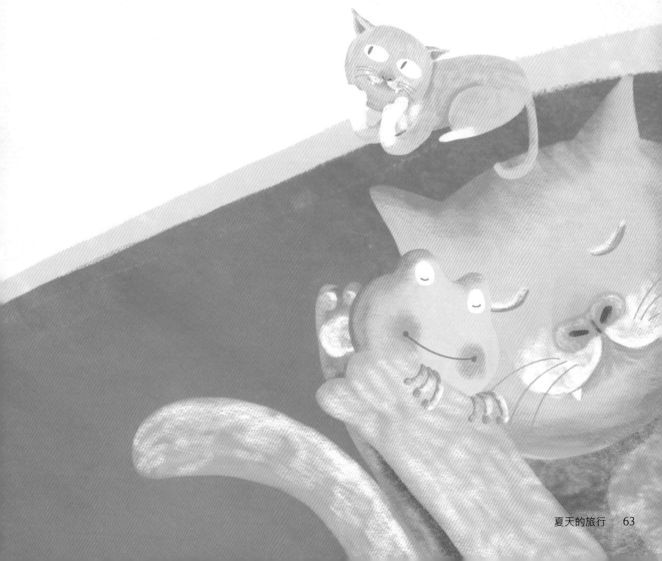

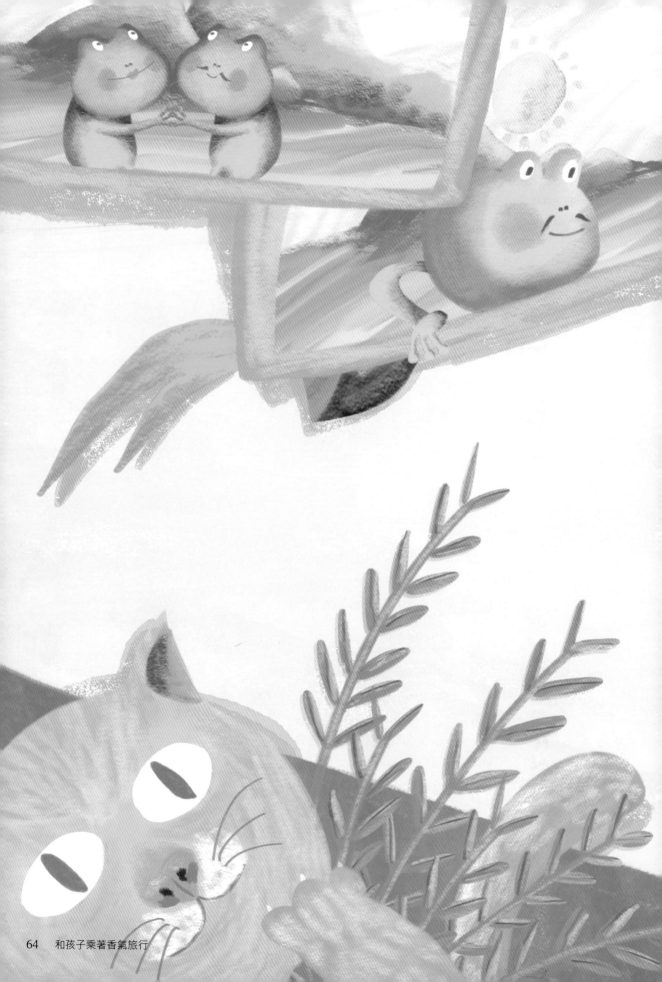

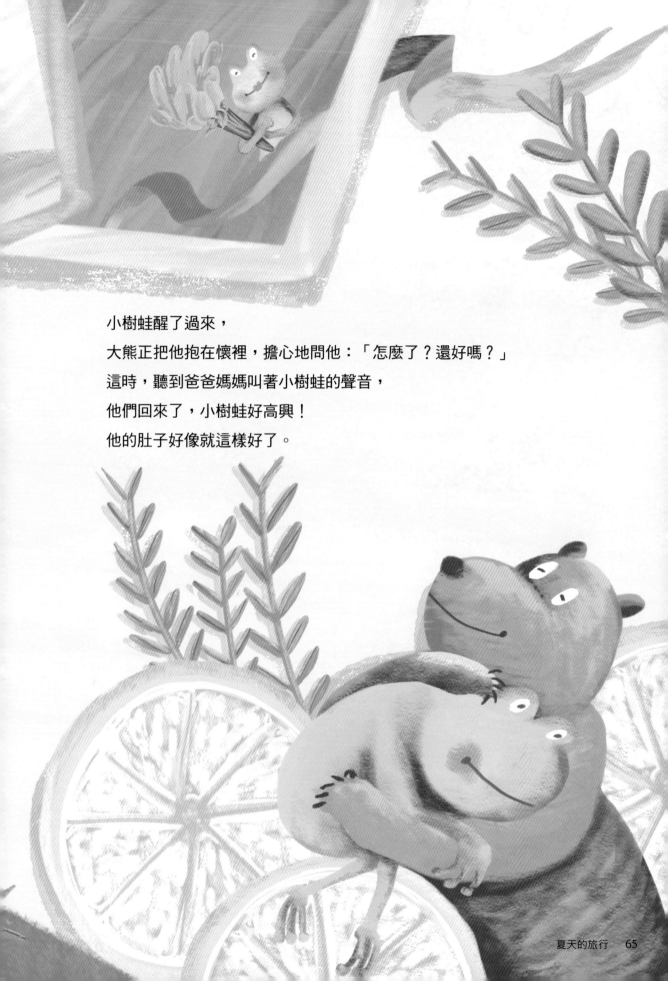

小樹蛙醒了過來，
大熊正把他抱在懷裡，擔心地問他：「怎麼了？還好嗎？」
這時，聽到爸爸媽媽叫著小樹蛙的聲音，
他們回來了，小樹蛙好高興！
他的肚子好像就這樣好了。

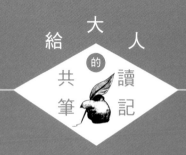

　　夏天是個容易消化不良的季節，腹部也是很容易受到情緒牽動的地方，一旦面臨壓力，就算外在看不出端倪，身體裡卻已經開始出現狂風大浪般的反應，這時細菌和病毒就更容易打擊身體脆弱的區域。孩子們的腹部，就如同他們的情緒警鈴，不論遇到什麼難以承受的事情，常常都會出現脹氣、腹瀉或是消化不良的狀況。

　　這時我們除了緩解孩子的症狀之外，更要記得去觀察，這些症狀是否和最近所發生的事情有所關聯？當然也可以反過來，觀察發生哪些事情之後，孩子的身體會產生哪些狀況。許多孩子是非常敏銳的，即使是我們不以為意的事情，他們或許還是會受到影響。

　　故事中，小樹蛙在恍惚的夢中進入了一個地洞（可以先問問孩子「這個地洞到底是哪裡呢？」），如同進入深沉的腹部，進入情緒的源頭，看見埋藏在身體裡的想望。一開始他很害怕，因為地洞不只漆黑，還會颶風起浪，就像拉肚子一樣；但是他遇見了熟悉的朋友──猴子，象徵單萜烯的猴子，充滿光亮，趕走恐懼，帶著激勵人心的氣息，一個笑容就足以讓處在害怕之中的小樹蛙，再度擁有勇氣。這就是單萜烯的力量。因此，遇到孩子夜裡做惡夢的時候，可以嘗試使用單萜烯裡的柑橘類果實來擴香，為孩子帶來明亮的心情，例如：葡萄柚、紅橘、檸檬、柚子、萊姆。柑橘類果實的香氣也一直是小孩最喜愛的香氣喔！

　　除此之外，象徵著單萜醇類的大狗，溫厚地守護著身心，也溫和地抵禦細菌與病毒，讓我們就算處於紛紛擾擾之中，仍然可以保持一些清明和體力去活動與思考，例如：沉香醇百里香、茶樹、甜羅勒。

　　接著則是讓人感到放鬆自在的小貓咪，象徵著酯類，帶來適切的擁抱，和不帶壓力的理解。這樣不問為什麼的舒緩，加入配方之中，也往往有助於減輕孩子當下的不適，例如：羅馬洋甘菊、佛手柑葉、真正薰衣草。

在念完故事、讓孩子嗅聞這些香氣之後，也和孩子討論看看夢境吧，有沒有哪個夢境是讓孩子印象深刻的呢？

夢境是我們在為孩子使用精油的時候，常常拿來探知孩子內心的線索。曾經有一個年僅三歲的個案，對於描述自己的感受還沒那麼熟稔，在媽媽出差十幾天時，雖然會問媽媽去了哪裡，但沒有哭也沒有鬧，每天看起來都很平穩。就在媽媽回來之後，反而連續做了兩星期的惡夢，夢境的內容都差不多，都是媽媽在各種不同的場景裡不見了，用盡方法還是找不到媽媽。

後來，我們請這位媽媽使用單萜烯類中的柑橘類，與酯類中的真正薰衣草、羅馬洋甘菊，以及單萜醇中的橙花，調和成 2% 的每日按摩油，邀請孩子和媽媽一起，享受每天睡前充滿香氣療癒的按摩時光。三天之後，惡夢就順利地消失了。

因此，每天除了關心孩子的生活之外，也可以讓「述說夢境」成為你和孩子的日常。最適合的時間是早上剛起床，還能清晰記得夢境的時候。有時候我們也會不知道夢境想要說些什麼，但是不用急著分析，其實夢境和香氣本身就擁有療癒的能力，此時只需要聆聽孩子的夢境，幫助他在說出來的同時，再次整理自己的情緒，這其實也是很重要的過程。不記得細節或是說不清楚都沒有關係，重要的是記得詢問孩子在夢境裡的感受和情緒。

除了邀請孩子分享夢境之外，若我們主動和孩子述說自己的夢境，也會激發他們分享夢境的動機。夢總是充滿許多情感和驚奇，看似一場夢，有時卻比真實生活還要忠實地呈現我們的樣貌。

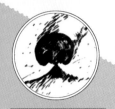

動手調出「夏天的陽光下」

在夏天的陽光下，孩子們通常最喜歡什麼樣的戶外活動呢？我想應該可以說是戲水吧？那麼，我們就來調一款在夏天陽光下戲水的香氣！

再一次練習調香，孩子將更能打開不同的感官，也許他說出的形容詞將會更加豐富。以下提供範例，幫助父母更清楚如何引導孩子進入想像，描繪出更清晰的畫面，並將滴數交由孩子來決定。

行前裝備

- 玻璃燒杯 50ml 一個
- 玻棒 一支

- 植物油 數款
  （提供孩子做選擇）
- 精油 數款
  （適合孩子的種類）

- 玻璃瓶 30ml 一個
- 圖畫紙 數張
- 筆

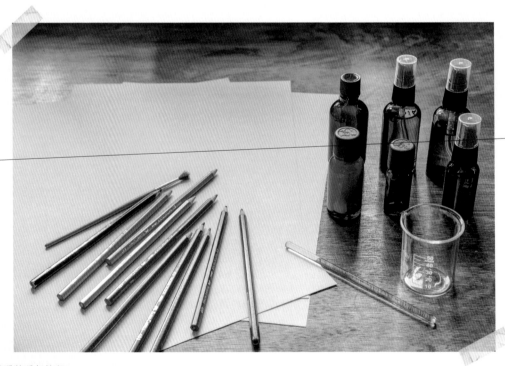

旅行地圖

Step

1

將每瓶精油逐一滴在裁成條狀的圖畫紙上，讓孩子嗅聞。

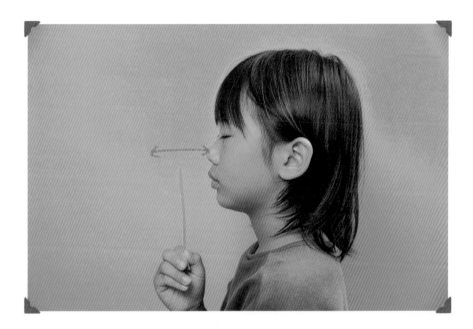

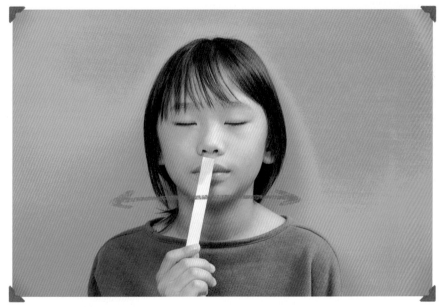

由遠而近、由左而右地來回移動香氣，幫助氣味的層次延展開來

$Step$
2

吸聞香氣時，在紙上記錄每種氣味能感受到哪些意象，如果孩子喜歡用畫的，也是很不錯的方式。

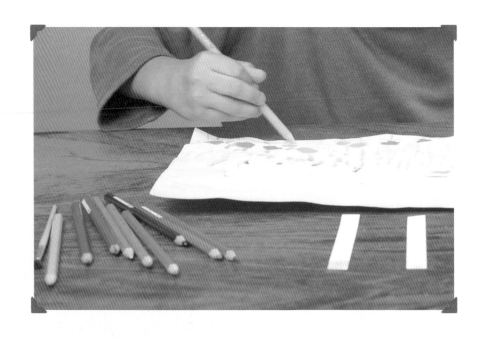

$Step$
3

先在紙上按照孩子的想像，分配每種氣味的滴數。

$Step$
4

將分配好的精油滴數，滴入燒杯中。

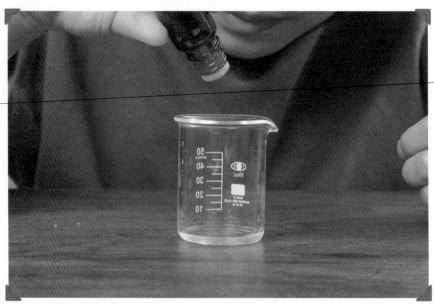

$Step$
5

選擇植物油的種類，然後一起倒入燒杯中。

$Step$
6

用玻棒輕輕攪拌，讓氣味融合，如果覺得氣味太濃，還可以再加入一些植物油，但記得記錄加了多少。

$Step$
7

倒入玻璃瓶中，蓋上蓋子滾動瓶身，然後再品聞一次調和後的香氣。

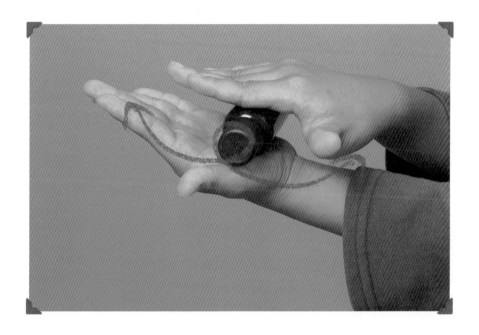

$Step$
8

靜置兩個星期之後，再打開來聞聞看有什麼不同。

隨身羅盤

我們在每個想像之後，多問一些問題，幫助孩子擴大與豐富想像的圖像。

以下提供範例，幫助父母更清楚如何和孩子互動：

以清爽的荷荷芭油做為基底，30ml 荷荷芭油，加入以下 18 滴純精油：

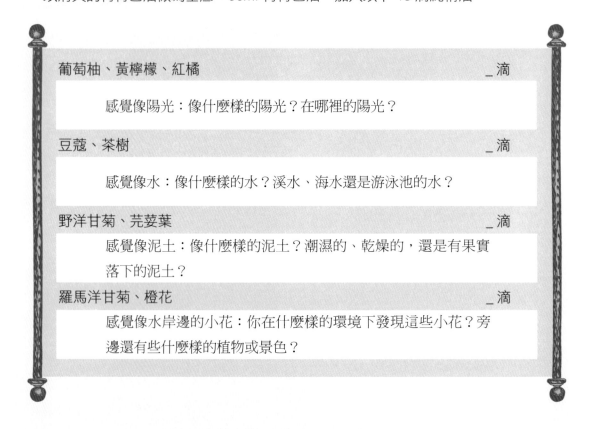

葡萄柚、黃檸檬、紅橘 ＿滴

感覺像陽光：像什麼樣的陽光？在哪裡的陽光？

豆蔻、茶樹 ＿滴

感覺像水：像什麼樣的水？溪水、海水還是游泳池的水？

野洋甘菊、芫荽葉 ＿滴

感覺像泥土：像什麼樣的泥土？潮濕的、乾燥的，還是有果實落下的泥土？

羅馬洋甘菊、橙花 ＿滴

感覺像水岸邊的小花：你在什麼樣的環境下發現這些小花？旁邊還有些什麼樣的植物或景色？

這一次，我們希望將香氣的想像線，拉得更遠一點，經由一些提問，讓孩子想像中的畫面可以更清晰一些，有助於調出更符合他所想要的香氣。

範例中的精油種類，大都對於情緒、惡夢和消化系統有所幫助。倘若想要滿滿的陽光氣息，那麼柑橘類則可以多一些（不過由於柑橘類精油常含有光敏性，建議睡前塗抹）；假設孩子喜歡多一些水的感覺，就可以多一些茶樹或豆蔻；如果孩子就喜歡多待在岸邊的小花旁，那就多加一些羅馬洋甘菊或是橙花吧！

不過，如果孩子的想像和範例中的不同，那麼請父母遵循他的想像另外設計提問。此外，如果親子間對夏天有其他的想像，也可以設計一套屬於你們自己的夏日香氣。

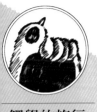

腹部按摩與嫩葉開展儀式

腹部按摩

　　這是一種可以每天做的按摩，孩子也能夠和爸爸媽媽互相按摩！它也是很適合在睡前進行的觸覺饗宴，在睡前好好幫自己把塞在肚子裡的心情帶出來，把夏天暖暖的太陽帶進肚子裡，有助於擁有一夜好眠喔！

行前裝備

・　約2ml的「夏天的陽光下」按摩油　　・　溫暖的手　　・　陰涼的室溫
（注意風不要直吹到身體，如果開空調，溫度也不要太低）

旅行地圖

$Step$
1

先將「夏天的陽光下」按摩油隔水加熱至溫熱。

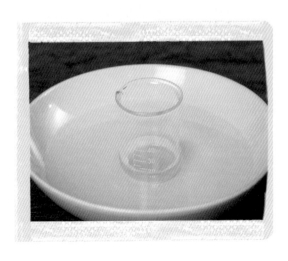

$Step$
2

慢慢將油倒入肚臍中。

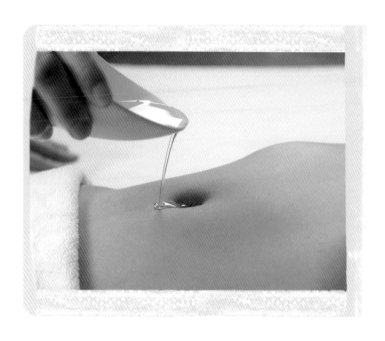

$Step$
3

將雙手置於腹部，靜置三個呼吸（此動作是在和身體打招呼，由於腹部是比較敏感的部位，如果先和它打聲招呼，會比較快進入按摩情境之中）。

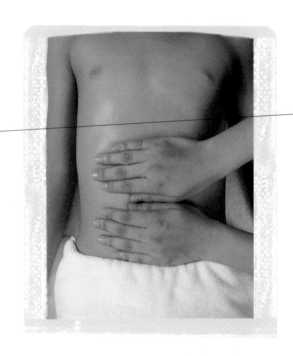

Step
4

從肚臍中心慢慢以順時針方向,將油畫到最外圈,按摩整個肚子,可
反覆按摩四到五回(單掌、雙掌皆可)。

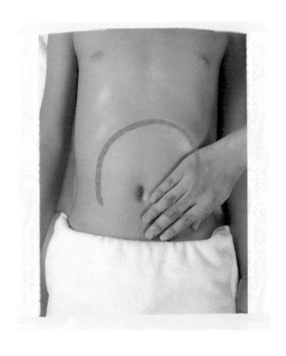

Step
5

手停下來,雙手置於腹部,靜置三個呼吸,如同 Step3 的動作(此時
這個動作是在告訴身體按摩已結束)。

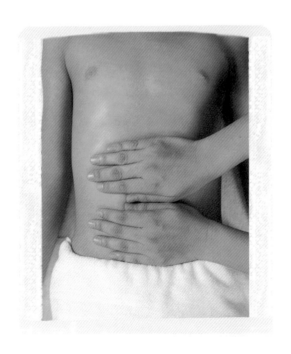

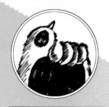

嫩葉開展儀式

　　夏天是個擁有很多活動的季節,植物也會生氣蓬勃地不斷開展枝葉,就像過了一個夏天,就覺得孩子好像長高許多一樣。消化系統是幫助我們吸收和轉化營養的地方,因此,好好照顧肚子,就能讓我們長得更健康、更茁壯。

　　接下來的儀式,要邀請親子一起來做,你可以選擇睡前,也可以選擇在早上起床的時候施作。

行前裝備

· 　約 2ml 的「夏天的陽光下」按摩油

· 　喜愛的音樂

旅行地圖

Step 1

將雙手滴上「夏天的陽光下」按摩油,雙手搓熱,再將充滿香氣的手掌,放在孩子的鼻子前方使其嗅聞。

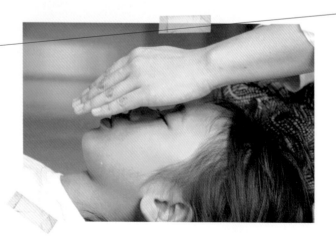

Step
2

Step
3

接著，請孩子想像有一片剛發芽的葉子在肚子裡，從肚臍看進去，好像還可以看到它瑟縮成一團，還沒有展開。你也可以把手放在肚臍上，試著去感受它的存在。

接下來請深呼吸，想像肚子裡的那片嫩葉，隨著每一次的呼吸、每一次腹部的擴張，都再多開展一些。至少維持深呼吸 10 次，讓嫩葉的每個角落都舒展開來。

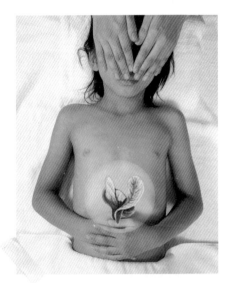

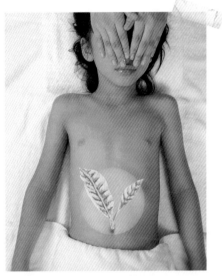

隨著呼吸的擴張，想像嫩葉
在肚子裡展開

隨身羅盤

　　不論是腹部按摩或嫩葉開展儀式，親子之間在施作的時候，常常會有很多的對話產生，有時關於觸覺的感受，有時關於香氣的感受，以及對於自己身體變化的神奇經歷，這些不斷交流的對話，以及感官的互動，總是累積成一段又一段的畫面，最終編織成美好的童年回憶。大人們也不知不覺中，療癒了自己在童年時所遭遇的缺憾，這大概就是孩子和香氣最有魅力的地方吧！

　　童年就像夜裡的旋轉木馬，未來即便在暗夜裡，也能在黑暗的路上看見它閃爍著旋轉發光，而我們正在跟孩子一起創造童年，我們正在孩子童年的當下。

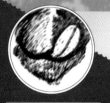

碧海藍天多彩凍

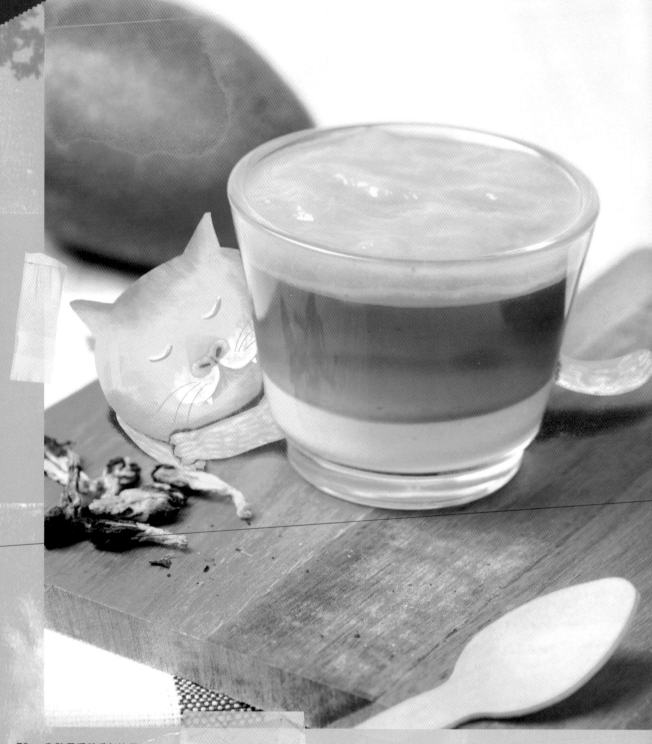

這是一款將炎夏的涼快想望，打包送進嘴裡的點心。

在熱氣蒸騰的夏天，想像一幅碧海藍天的畫面，以豔藍色的蝶豆花勾劃碧海藍天，點綴著清香的植物純露，乳白色的椰奶做為浮雲白日，橙黃色的芒果做為夏陽，製作成清爽的果凍，酸酸甜甜的滋味，喚醒夏日無精打采的胃口。

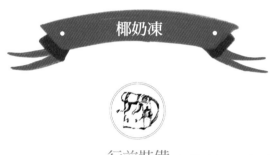

椰奶凍

行前裝備

材　　料　　　椰奶 150g、水 50g、無糖豆漿 100g、吉利 T 粉 5g、椰糖（粉狀）6g

旅行地圖

Step 1　　　將吉利 T 粉與椰糖事先混勻。

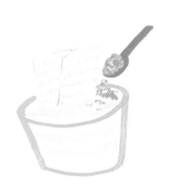

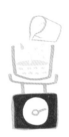
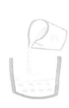
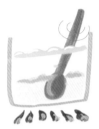

Step 2　將椰奶、水、豆漿秤量好放入鍋中，再將混了椰糖的吉利T粉倒入鍋內，全部混合均勻後，上爐小火煮至吉利T與糖融化、鍋邊微起泡（至少達85度C，吉利T的凝結效果才能發揮）。

Step 3　趁熱倒入布丁杯裡，倒至一半的位置。

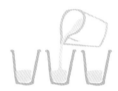

Step 4　放涼後至冰箱冷藏一夜。

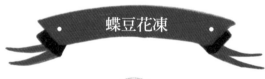

蝶豆花凍

行前裝備

蝶豆花茶
蝶豆花 5 朵、水 420cc

蝶豆花凍
天藍色 /
蝶豆花茶 210cc
吉利 T 粉 5g
細砂糖 15g

靛紫色 /
蝶豆花茶 210cc
夏季純露 20cc
吉利 T 粉 5g
細砂糖 15g

旅行地圖

Step 1

將水煮滾後，加入蝶豆花使藍色花青素釋放出來，浸泡到茶湯呈現你喜歡的藍色即可撈起，放涼備用。

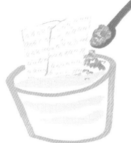

Step 2

先製作天藍色的茶凍，將吉利T粉與細砂糖事先混勻，避免結塊。

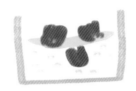

Step 3

在鍋中放入一半的茶湯（210cc），再加入吉利T粉與糖。

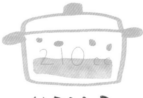

Step 4

小火煮至吉利T粉與糖融化，微微沸騰。

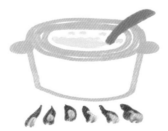

$Step$
5

微微置涼後，倒入已凝結的椰奶凍布丁杯中，放在室溫凝結。

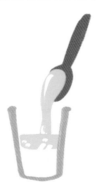

$Step$
6

製作靛紫色茶凍，重覆 Step2-4，最後倒入夏季純露混合均勻，再續煮一下即熄火。

$Step$
7

微微置涼後，倒入已凝結的天藍色茶凍上，放涼後置於冰箱冷藏。

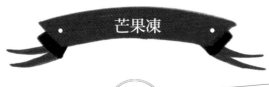

芒果凍

行前裝備

材　料　　　愛文芒果泥 100g、水 30g、
糖 10g、檸檬汁 1 小匙、吉利 T 粉 2g

旅行地圖

Step 1

將芒果肉打成泥加水。

Step 2

吉利 T 粉、糖混合均勻後，加入芒果泥中。

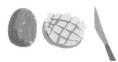

Step 3

小火加熱煮至微沸騰，過程中要不時攪拌。

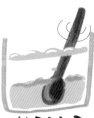

Step 4

微微置涼後，倒入已凝結的靛紫色茶凍上，放涼後置於冰箱冷藏。

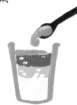

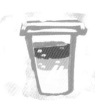

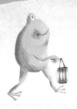

隨身羅盤

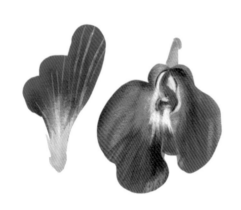

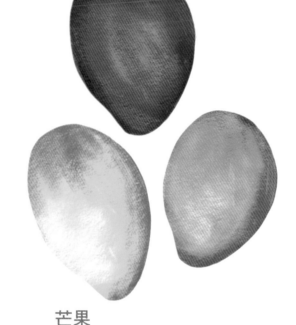

蝶豆花

花瓣因為富含花青素而呈現藍色幻彩，常用來做為天然的食物染料，這也是製作天藍色果凍的祕密武器。蝶豆花中的花青素能夠預防眼部疾病、抗氧化、增強免疫力，被視為保健茶飲，但和大部分花茶一樣，屬性偏涼，夏天適量飲用能清涼解熱，忌過度飲用。坊間對蝶豆花的描述，常提及「抗血小板凝集」與「促進子宮收縮」等功效，故孕婦或經血量大的女性、平日服用抗凝血藥物的患者，請先避免食用，或諮詢醫師後方能食用。

芒果

富含維生素 C 與膳食纖維，還有 ß- 胡蘿蔔素有助於抗氧化，它獨有的香氣與綿密多汁的口感，是夏日水果人氣王，總被製成各種甜品。要注意的是，部分體質過敏者對芒果肉本身或其汁液中的「漆酚」具過敏反應，需避開；而芒果的天然糖分高，糖尿病患者與減重者也需注意食用的量。台灣目前常見的芒果品種非常多，在挑選時可以就自己喜愛的味道，與想應用的食譜來做選擇，以下提供味道與應用的參考指標：

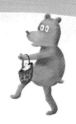

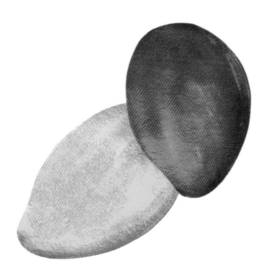

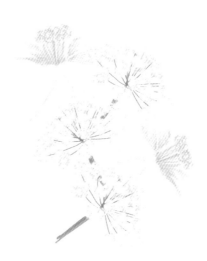

夏季植物純露配方推薦

歐白芷根＋岩蘭草＋橙花，以上各個單方植物純露以等比例調合成的複方純露，能夠平撫夏天燥熱造成的過度亢奮，穩定心神，給予紮根的力量。溫和香甜的氣味，也很適合安全感不足的大人或小孩。

・**土芒果**：香氣濃的古早味，滋味甜酸，五分熟時可醃漬成情人果。

・**愛文芒果**：香氣濃郁的明星品種，甜度高，單吃就美味，做成果凍、奶酪、淋醬皆合適。

・**凱特芒果**：香氣淡雅，酸甜不膩口，搭配椰漿飯做成泰國甜點芒果糯米飯超對味！

・**金煌芒果**：清爽的氣味，甜中帶酸，肉多纖維細，配刨冰煉乳剛剛好。

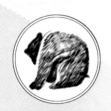

脹氣與便祕

　　每年夏季來臨時，總是在過完端午節之後，氣候開始越來越炎熱，白天的日照時間也越來越長。農作物茂盛地成長，環境裡的細菌、病毒也開始天時地利人和地繁衍著。越來越高的氣溫，讓人的身體感到悶熱遲滯，此時非常容易感覺到食慾不振，因為貪涼，所以終日都吹著冷氣、喝著冰飲，或是一不注意忘記補充水分，以及吃到不潔和在炎熱氣溫下放置過久的食物，而成為一年裡消化道最容易感到不適的時刻，像是脹氣、便祕和腹瀉。又因為氣候溫暖潮濕，完全是腸病毒熱愛的環境條件，因此夏天也是腸病毒的好發時節。

　　關於消化不良的問題，在芳香療法中最常使用的是繖形科的精油，像是芫荽籽、洋茴香、小茴香，以及薑科的精油，例如薑、豆蔻、大高良薑，可以幫助消化以及緩解疼痛；再因不同的症狀與心理因素，搭配其他不同的精油，可以更準確地切入，也能降低其刺激性以便更安全地使用，並且讓孩子即使不適，仍可以擁有好精神來面對身體的症狀，進而減輕父母的焦慮和心理壓力。

行前裝備

 建議複方按摩油　芫荽籽（5滴）、小茴香（2滴）、豆蔻（7滴）、山雞椒（3滴）、羅馬洋甘菊（4滴）、佛手柑（4滴）、檸檬（5滴），加入30ml的芝麻油，稀釋成5%複方按摩油。

旅行地圖

 複方按摩油應用方式　身體按摩　● 將上述複方按摩油稍作溫熱（注意油溫不要燙到孩子），搭配夏天的腹部按摩，一天三到四次。

行前裝備

 建議複方純露　西洋蓍草（7ml）、羅馬洋甘菊（5ml）、橙花（5ml）、歐白芷根（8ml）、甜馬鬱蘭（8ml）、胡椒薄荷（10ml）、檸檬馬鞭草（7ml）。

旅行地圖

 複方純露應用方式　芳香純露水　● 可以加入飲用水裡，稀釋的方式是「水100ml+純露2ml」，一天可以飲用五到六次，如果小孩覺得味道太濃而不喜歡喝，可以在濃度上做一些調整，讓孩子比較能接受和適應。

随身羅盤

　　複方按摩油的配方中，小茴香、佛手柑和檸檬略具光敏性，應避免塗在太陽會曬到的區塊，以及不要在塗完後狂曬太陽。山雞椒、小茴香對皮膚也有些刺激性，因此除了在劑量上需要降至 0.5％以下，還要使用其他複方精油來增加效用與降低刺激性。吃冰涼的東西很容易導致脹氣的發生，可以的話，盡可能減少吃冰品的機率。當天氣很熱或是待在乾燥的冷氣房，忘記時時補充水分的話，也很容易造成身體缺水而便祕。因此，平時可以讓孩子帶著一壺稀釋好的純露水，隨時補充水分，預防便祕的發生。

腹瀉

行前裝備

 建議複方按摩油　　沉香醇百里香（6 滴）、竹葉花椒（3 滴）、甜馬鬱蘭（5 滴）、莎羅白樟（5 滴）、丁香花苞（2 滴）、岬角甘菊（5 滴）、史泰格尤加利（4 滴），加入 5ml 的瓊崖海棠油與 25ml 的荷荷芭油，稀釋成 5％複方按摩油。

旅行地圖

 複方按摩油應用方式　身體　　● 將上述複方按摩油稍作溫熱（注意油溫　　　　　　　　　　　　　按摩　　　　不要燙到孩子），搭配夏天的腹部按　　　　　　　　　　　　　　　　　　摩，一天四到五次，睡前再加塗腳底。

建議複方純露　沉香醇百里香（9ml）、茶樹（9ml）、甜馬鬱蘭（8ml）、冬季香薄荷（7ml）、土肉桂（5ml）、岩蘭草（5ml）、橙花（7ml）。

旅行地圖

複方純露應用方式　　芳香純露水　　可以加入飲用水裡，稀釋的方式是「水100ml+純露2ml」，一天可以飲用三到四次，如果小孩覺得味道太濃而不喜歡喝，可以在濃度上做一些調整，讓孩子比較能接受和適應。飲用的時候盡量放慢速度，小口小口慢慢喝。

隨身羅盤

　　夏天造成腹瀉的原因，多是因為在冷氣房睡覺而肚子著涼，以及因飲食衛生不佳而受到細菌感染，因此配方多為較暖和且抗菌力強的處方。除此之外，睡覺的時候要讓室溫不要太低，並注意腹部的保暖。盡量食用烹煮過的食物和水，與適時地洗手。也可以將上述的複方按摩油再加入20ml的植物油，從急症所需的5%稀釋成日常保養的3%，每日睡前塗抹做為平時預防。

　　當然也不可忽視心理因素所造成的腹瀉，因此配方中的岬角甘菊也是不可或缺的角色。丁香花苞精油則屬於火辣辣的酚類，是所有類屬中對皮膚最刺激的種類，就像老虎一樣兇猛，抗菌力超強，

但使用過量也會咬傷皮膚，因此除了和其他精油調和成複方使用之外，劑量更要多加小心，需要低於 0.5％，如果孩子的皮膚仍感刺激，就要降到更低。史泰格尤加利則是能夠鎮靜焦慮的心理配方，但略具刺激性，因此其劑量也需要在 1％ 以下。土肉桂純露也屬於酚類，但純露相較於精油溫和許多，不過也不要大量使用，亦不要不經稀釋就直接使用，並須隨時注意孩子的反應，如果太過刺激就需要再稀釋，這樣才能安全地仰賴它的超強抗菌力。

腸病毒

行前裝備

 建議複方按摩油　岩玫瑰（5 滴）、桉油醇樟（7 滴）、芳樟（5 滴）、史泰格尤加利（4 滴）、羅馬洋甘菊（4 滴）、真正薰衣草（5 滴），加入 5ml 的瓊崖海棠油與 25ml 的荷荷芭油，稀釋成 5％ 複方按摩油。

旅行地圖

 複方按摩油應用方式　身體按摩　　將上述複方按摩油稍作溫熱（注意油溫不要燙到孩子），搭配夏天的腹部按摩與秋天的背部按摩，一天五次。

行前裝備

 建議複方純露　岩玫瑰（10ml）、桉油醇樟（10ml）、茶樹（10ml）、天竺葵（7ml）、橙花（6ml）、羅馬洋甘菊（7ml）。

旅行地圖

 複方純露應用方式　　芳香 可以加入飲用水裡，稀釋的方式是「水
純露水　　　100ml+ 純露 2ml」，一天可以飲用三
到四次，如果小孩覺得味道太濃而不
喜歡喝，可以在濃度上做一些調整，
讓孩子比較能接受和適應。飲用的時
候盡量放慢速度，小口小口慢慢喝。

◆

隨身羅盤

　　腸病毒幾乎是每個父母都很害怕的疾病，有些孩子會難以進食
或是嘔吐腹瀉，不過有很多 6 歲以上的孩童都已經有了抗體，如果
再加上平時多注意孩子的生活作息、情緒處理，得腸病毒的機率將
大大降低許多。如果不小心感染，就算是因重症前往醫院的孩子，
也可以使用芳香療法來協助。

照顧者用油：強化精神與睡眠品質

行前裝備

建議複方按摩油　　　岩玫瑰（5 滴）、桉油醇樟（6 滴）、墨西哥沉香（6
滴）、歐白芷根（4 滴）、馬鞭草酮迷迭香（4 滴）、
檸檬（5 滴），加入 5ml 的瓊崖海棠油與 25ml 的
荷荷芭油，稀釋成 5% 複方按摩油。

旅行地圖

複方按摩油應用方式　身體
　　　　　　　　　　按摩　•　塗抹於手臂內側、腹部、尾椎與腳底（塗
　　　　　　　　　　　　　　　完可穿上襪子或拖鞋），一天二到三次。

行前裝備

建議複方純露　　岩玫瑰（10ml）、桉油醇樟（10ml）、茶樹（7ml）、
　　　　　　　　依蘭（6ml）、歐洲赤松（8ml）、歐白芷根（9ml）。

旅行地圖

複方純露應用方式　芳香
　　　　　　　　　　純露水　•　可預先稀釋好一壺，稀釋的比例是「水
　　　　　　　　　　　　　　　1000ml+ 純露 30ml」，請於一天內喝完。

◆

隨身羅盤

　　為了減少主要照顧者的負擔，並且提供足夠的支援，如果可以的
話，由其他家人來協助主要照顧者用油，讓其也能得到適當的照顧。
主動給予不讓其孤軍奮戰，在香氣與家人的互相幫助之下，即使孩子
生病，整個家庭仍能夠在好的循環之下，讓彼此的情感更緊密相連。

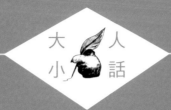

大人小話

消化是一種轉化的過程。不論是食物、知識還是情緒，都需要經過身體或心智的消化，且兩者其實也常常互相影響，而後能不能變成我們可以運用自如的能量和訊息，甚至創造出新的能量與思想，就在於我們轉化的功能是否健全。有一句話說「思傷脾」，當思考過於繁多，無法負荷，甚至打結的時候，便會影響消化，甚至會茶不思飯不想。我們一定也經歷過，因為緊張而胃痛，或是拉肚子的時刻。當有新的刺激，讓孩子一時之間無法接受，而感到焦慮時，也往往會衝擊他們的消化系統。這表示這個刺激他們還無法消化，需要多一些時間在自我與外界之中互相理解與溝通。但不用太擔心，訊息的轉化能力是可以逐步增進的，只要父母能夠給予適當的空間與陪伴，佐以香氣的幫忙，這一切都將成為孩子重要的養分。

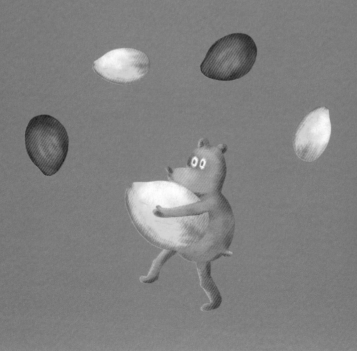

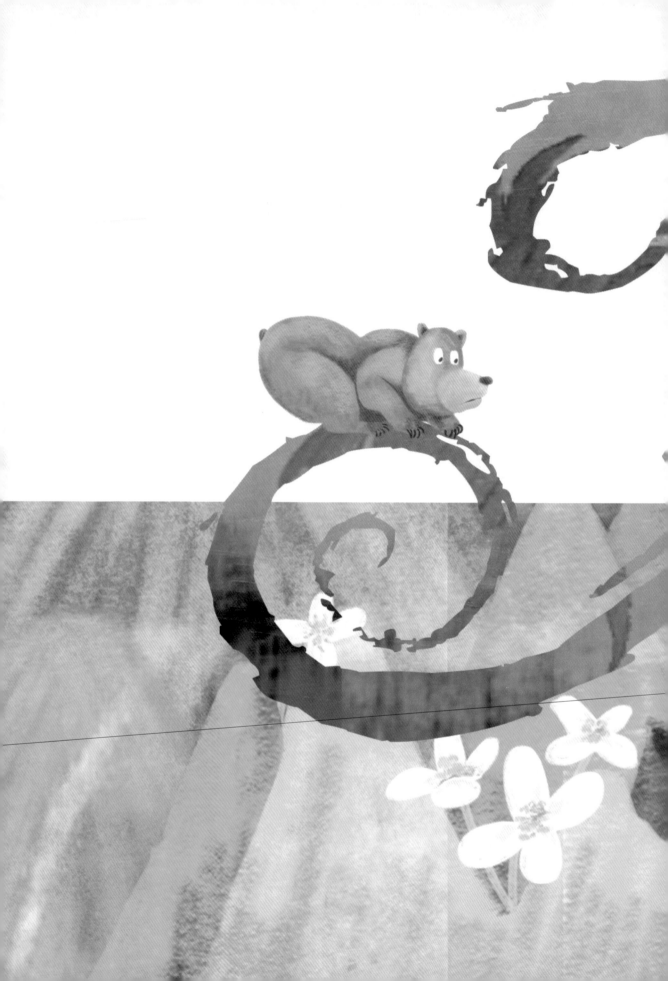

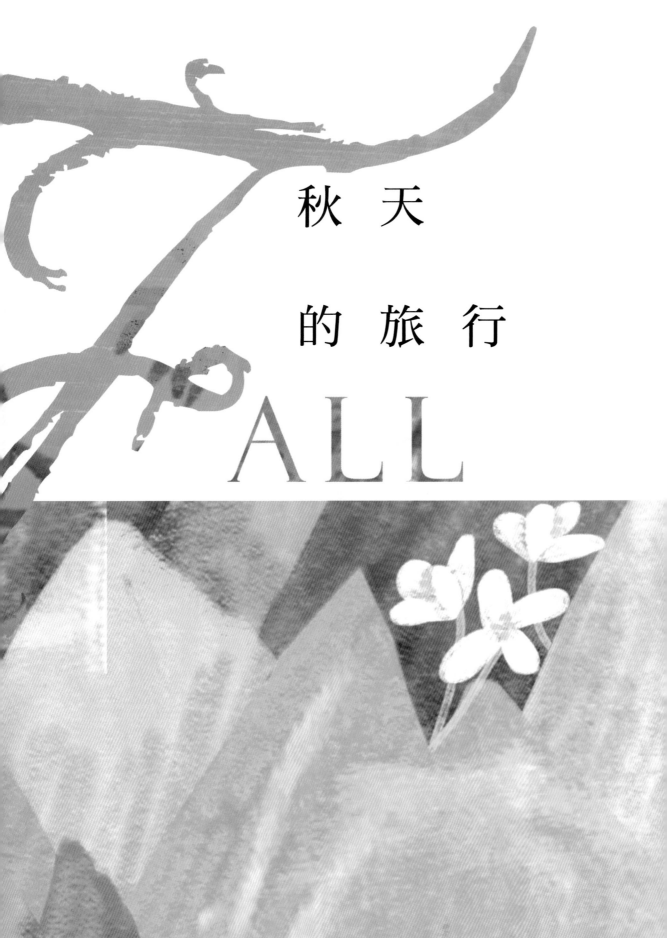

秋 天

的 旅 行

FALL

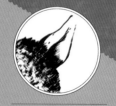

穿過黑森林

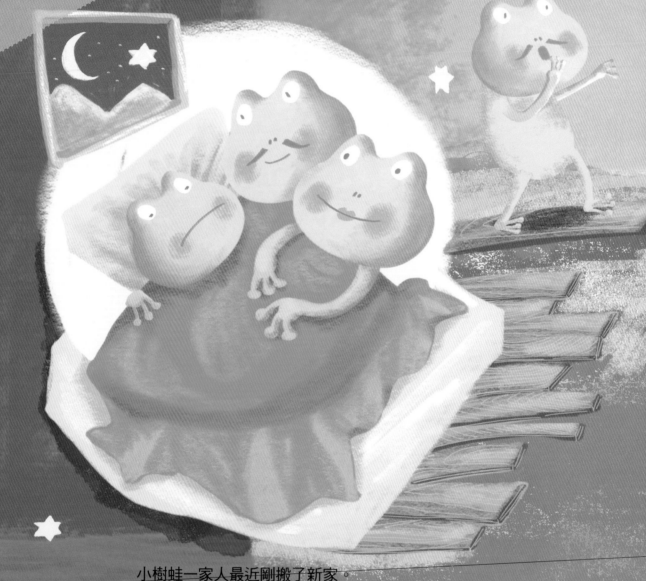

小樹蛙一家人最近剛搬了新家。

這一天的睡覺時間到了，爸爸媽媽陪著小樹蛙，

聊聊今天發生的事，小樹蛙卻一言不發。

到底發生什麼事呢？爸爸媽媽沒有勉強小樹蛙，

親親和抱抱他之後，就道聲晚安了。

閱讀故事時建議嗅聞的香氣

父母　牛（倍半萜醇）：岩蘭草／樹懶（醚）：肉豆蔻
小孩　大象（苯基酯）：桔葉／蝴蝶（倍半萜酮）：桂花／蜥蜴（醛）：檸檬馬鞭草

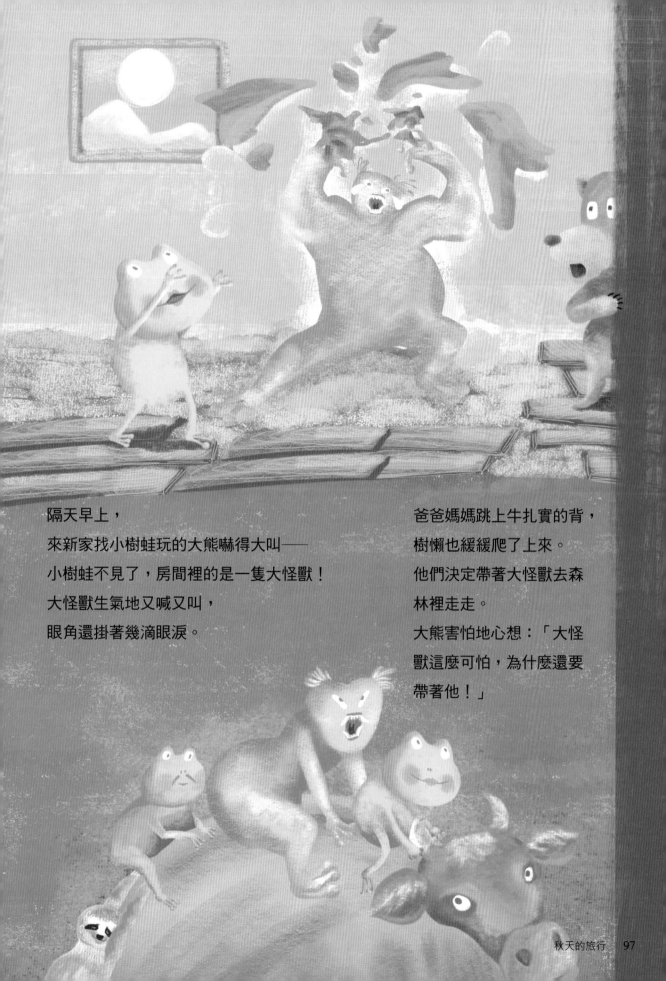

隔天早上，
來新家找小樹蛙玩的大熊嚇得大叫——
小樹蛙不見了，房間裡的是一隻大怪獸！
大怪獸生氣地又喊又叫，
眼角還掛著幾滴眼淚。

爸爸媽媽跳上牛扎實的背，
樹懶也緩緩爬了上來。
他們決定帶著大怪獸去森林裡走走。
大熊害怕地心想：「大怪獸這麼可怕，為什麼還要帶著他！」

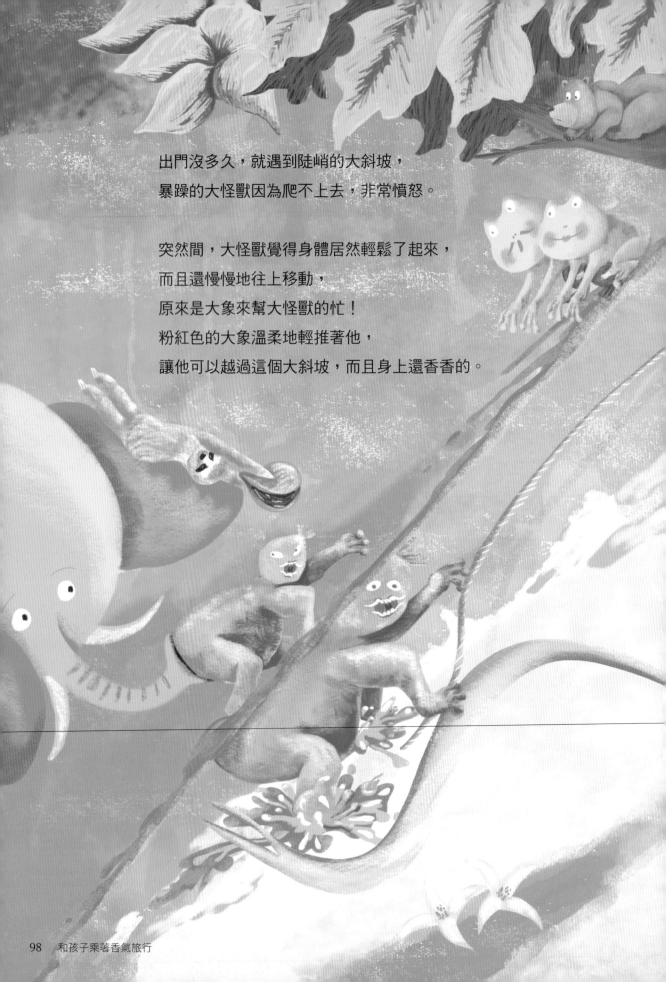

出門沒多久，就遇到陡峭的大斜坡，
暴躁的大怪獸因為爬不上去，非常憤怒。

突然間，大怪獸覺得身體居然輕鬆了起來，
而且還慢慢地往上移動，
原來是大象來幫大怪獸的忙！
粉紅色的大象溫柔地輕推著他，
讓他可以越過這個大斜坡，而且身上還香香的。

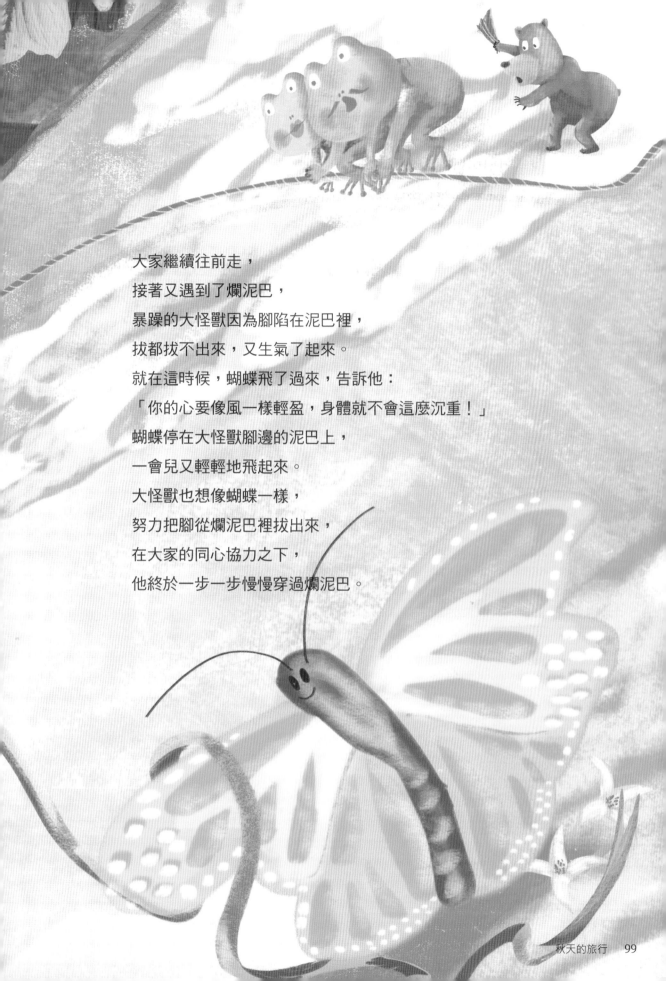

大家繼續往前走，
接著又遇到了爛泥巴，
暴躁的大怪獸因為腳陷在泥巴裡，
拔都拔不出來，又生氣了起來。
就在這時候，蝴蝶飛了過來，告訴他：
「你的心要像風一樣輕盈，身體就不會這麼沉重！」
蝴蝶停在大怪獸腳邊的泥巴上，
一會兒又輕輕地飛起來。
大怪獸也想像蝴蝶一樣，
努力把腳從爛泥巴裡拔出來，
在大家的同心協力之下，
他終於一步一步慢慢穿過爛泥巴。

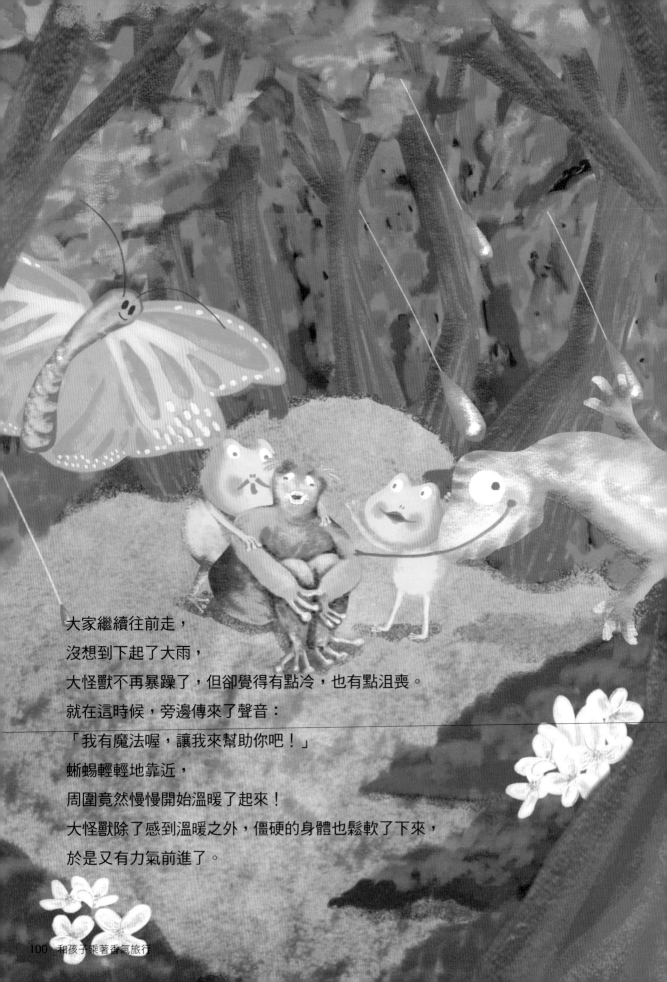

大家繼續往前走，
沒想到下起了大雨，
大怪獸不再暴躁了，但卻覺得有點冷，也有點沮喪。
就在這時候，旁邊傳來了聲音：
「我有魔法喔，讓我來幫助你吧！」
蜥蜴輕輕地靠近，
周圍竟然慢慢開始溫暖了起來！
大怪獸除了感到溫暖之外，僵硬的身體也鬆軟了下來，
於是又有力氣前進了。

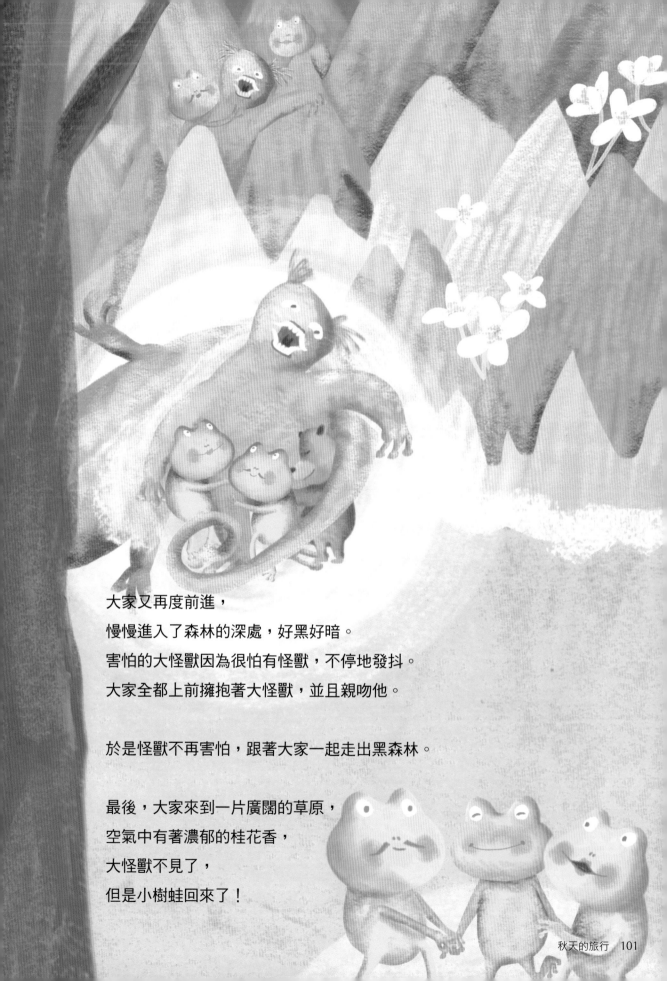

大家又再度前進，
慢慢進入了森林的深處，好黑好暗。
害怕的大怪獸因為很怕有怪獸，不停地發抖。
大家全都上前擁抱著大怪獸，並且親吻他。

於是怪獸不再害怕，跟著大家一起走出黑森林。

最後，大家來到一片廣闊的草原，
空氣中有著濃郁的桂花香，
大怪獸不見了，
但是小樹蛙回來了！

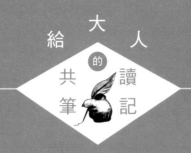

給 大 人
的
共 讀 筆 記

結束了熱熱鬧鬧的夏天，來到了慢慢趨於寂靜的秋天，天氣開始轉涼，日照時數逐漸減少，某些植物也開始落葉。

對於小孩們來說，除了感受天氣上的不同，或許也是個正在轉換環境、適應變化的時節。像是新的學期開始，也許需要面對全新的同學和老師，以及全新的學習挑戰。當然，也有可能在其他時節裡，遇到需要適應的事情，比如搬新家、轉學，或是其他的重大事件。在這些時候，小孩都有可能忽然變得很不一樣，就像故事裡的小樹蛙，因為剛搬新家，還在適應環境，產生了不穩定的情緒波動，就變成一隻大怪獸了！

曾經有一位４歲的小小個案，是個身體界限很敏銳的小孩，在人生的第一天上學時，老師為了不讓他追逐即將離去的爸爸，把教室的門關起來，然後把他緊緊抱住。以大人的角度來看，這是為了讓父母早日放手，讓小孩可以快點適應學校生活。但對這個小小的孩子來說，他感受到極大的驚恐，不懂為什麼要和爸爸分開，還很陌生的老師突然緊抱住他，更讓他受到很大的驚嚇，也感到很無助、很害怕。這位小小個案在接下來的一個多月間，變得易怒而且不時打人，情緒起伏變得很大。有一天，他的爸爸媽媽再次跟他開啟對話，他便說出了當時的無助和害怕。我請他的父母為他使用了倍半萜酮類的義大利永久花，在家人和香氣的陪伴下，他終於慢慢穩定下來。

我想很多父母應該都有相同的經驗，當孩子的情緒一上來，就如同變成小怪獸一般，有時哭鬧、有時發脾氣，有時做出一些無法理解的事。而在孩子的心裡，可能正穿越一座黑森林，讓他既害怕又恐懼，變成大怪獸的他可能也有著許多等待被理解的地方，這時候就非常仰賴父母敏銳的觀察力，以及芳香分子的陪伴。

故事中的粉紅大象，象徵著苯基酯帶來的幫助，在極度狂暴混亂的時候，擁有強大安定情緒的力量，能讓人的心神穩定下來，像是吃下一顆定心丸，是在情緒起落很大時的第一用油。例如：桔葉、黃玉蘭、秘魯香脂。

蝴蝶則象徵著倍半萜酮的流動感，能夠代謝繁雜心緒，讓身體隨著心中過多的負荷被排除，也跟著輕盈起來。例如：桂花、喜瑪拉雅雪松、義大利永久花。

有改變溫度魔法的蜥蜴則象徵著醛類，在感到沮喪的時候給予溫暖，同時也讓身體更有力量，使人既放鬆又有力量繼續前行。例如：檸檬馬鞭草、泰國青檸葉、檸檬細籽。

大怪獸在他們的支持下，最終穿過了黑森林，變回原本的小樹蛙。不過建議剛開始的時候，先不要告訴孩子大怪獸就是小樹蛙，可以先問問他們小樹蛙為什麼不見了？最後大怪獸又去了哪裡？

其實，能夠順利穿越森林，中間還有一個最重要的因素——父母的傾聽和陪伴。有了父母耐心的陪伴，芳香分子才能各司其職地發揮作用。因此父母在此時安頓自己的身心，也成了首要的功課。

故事中有著厚實背脊的牛，象徵著倍半萜醇，紋風不動且默默承載著小樹蛙的爸爸媽媽專注前行，在此時成為父母們極大的心理支柱，**慢條斯理**中帶著泰然自若，讓父母更有耐心地面對眼前的大怪獸。例如：岩蘭草、廣藿香、檀香。而樹懶象徵著醚類，讓人的身心徹底地放鬆下來，並且保有出奇的幽默感，面對變成大怪獸的孩子不至於崩潰，還能看到他們的天真率直而笑了出來，這份幽默也將成為不斷淬煉而出的智慧。

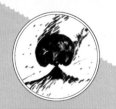

動手調出「秋天的森林」

秋天的森林總是讓人陶醉，但森林隨著不同的高度和環境，有著眾多的樣貌，給人的感受也很不一樣。走進一座秋天的森林，會帶給你什麼感覺呢？寂靜、涼爽、思念，還是多彩豐富呢？這一次，我們試著以「秋天的森林」來想像香氣吧！

行前裝備

- 玻璃燒杯 50ml 一個
- 玻棒 一支

- 植物油 數款
- 精油 數款
  （適合孩子的種類）

- 玻璃瓶 30ml 一個
- 圖畫紙 數張
- 筆

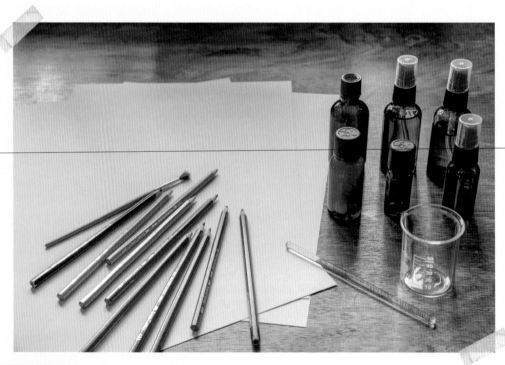

旅行地圖

將每瓶精油逐一滴在裁成條狀的圖畫紙上，讓孩子嗅聞。

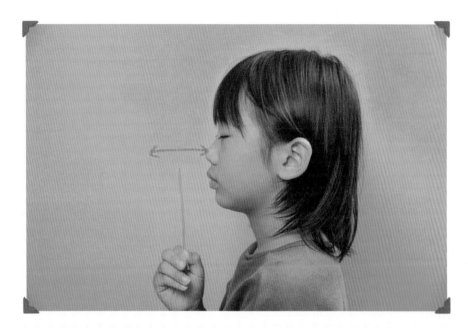

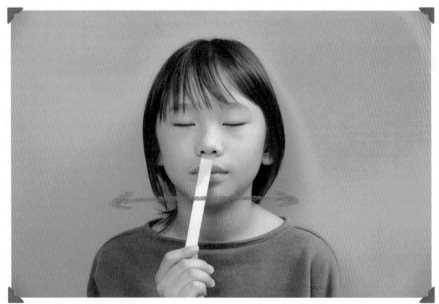

由遠而近、由左而右地來回移動香氣，幫助氣味的層次延展開來

$Step$ 2

吸聞香氣時，在紙上記錄每種氣味能感受到哪些意象，如果孩子喜歡用畫的，也是很不錯的方式。

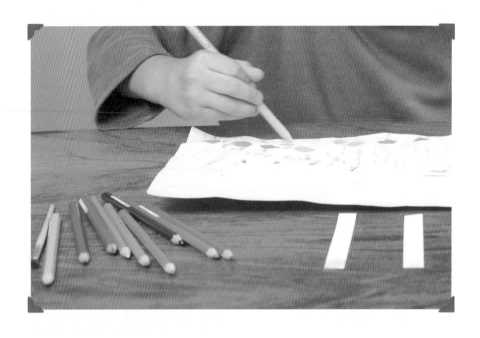

$Step$ 3

先在紙上按照孩子的想像，分配每種氣味的滴數。

$Step$ 4

將分配好的精油滴數，滴入燒杯中。

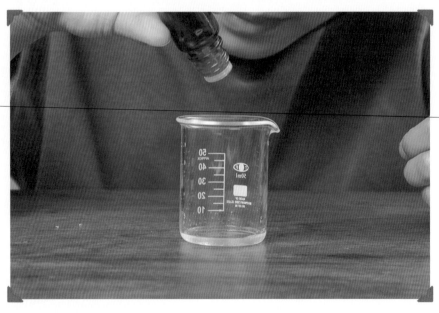

$Step$
5

選擇植物油的種類，然後一起倒入燒杯中。

$Step$
6

用玻棒輕輕攪拌，讓氣味融合，如果覺得氣味太濃，還可以再加入一些植物油，但記得記錄加了多少。

$Step$
7

倒入玻璃瓶中，蓋上蓋子滾動瓶身，然後再品聞一次調和後的香氣。

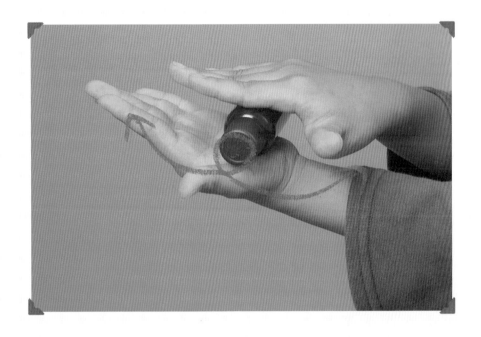

$Step$
8

靜置兩個星期之後，再打開來聞聞看有什麼不同。

隨身羅盤

我們再度反覆對孩子叩問，讓他們發現自己的想像不僅於此，循著香氣，在腦海中化成一幅秋天美麗的景緻，然後再用香氣闡述表現出來！

以下提供範例，幫助父母能更清楚方向，明白如何和孩子互動：

以有著美麗深紅的聖約翰草浸泡油做為基底，30ml 聖約翰草浸泡油，總共加入以下 18 滴純精油：

桉油醇迷迭香、香桃木、穗花薰衣草 ＿滴

感覺像秋天涼涼的風：風裡有什麼樣的氣味？草香、木香，或是雨的氣味？

銀合歡、桔葉、黃玉蘭 ＿滴

感覺像轉變了顏色的葉子：氣味像什麼顏色呢？金黃色？紅色？還是咖啡色？

桂花、義大利永久花、昆士亞 ＿滴

感覺像在山谷裡：什麼樣的山谷？有著大草原的山谷？有著花香的山谷？還是有著河流的山谷？

乳香、西伯利亞冷杉、日本柚子 ＿滴

感覺像從涼涼的空氣中灑下的陽光：陽光灑在哪裡？樹梢？泥土上？你身上？

範例中的「感覺像……」只是暫時提供一個較精準的想像方向，並不是標準答案，還是希望父母在帶領的過程中，逐步讓孩子發揮自己的想像力，同時也展現父母的想像力來引導孩子。比如說：「對爸爸來說，銀合歡的味道不像金黃色的葉子，比較像秋天裡的瀑布，閃著橙色的陽光。那麼你的感覺呢？要不要說說看？」

在香氣的想像過程中，雖然剛開始會只有寥寥幾個字，但是隨著每次的想像，能夠說出的畫面將會更加豐富而清晰。當然還是以不勉強孩子為原則，如果短時間之內體驗過多氣味，開始感到不適（特別是初步練習的孩子），就立即停下來休息，待下次有機會再度嘗試。一時之間不需要求快、求多，才是能讓孩子長久喜愛並能欣賞香氣的方法。而範例中的精油，大多對安撫神經和呼吸系統有幫助，在多感的秋天，也相當適合。

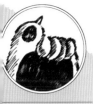
背部按摩與秋風淨盡儀式

背部按摩

秋天對孩子來說，有著許多的變化，不論是在生活中，還是在季節的轉變上。比較敏感的小孩，不免會產生很多感受，這時就非常適合施作背部按摩。在我們的背部蔓延著非常多神經，背部按摩將有助於放鬆緊繃的神經，讓情緒安穩，睡眠品質更好。好好地睡一場，對孩子來說，代謝情緒的狀況也會好很多。

行前裝備

· 約 2ml 的「秋天的森林」按摩油　　· 溫暖的手　　· 放鬆的音樂

旅行地圖

Step 1

讓孩子舒適地趴著，腳踝下方可墊毛巾或枕頭。將雙手放在孩子的背上，一手放在胸，一手放在尾骨，靜置約三個呼吸。（請注意手溫不要太冷）

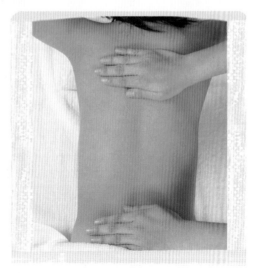

$Step$
2

將「秋天的森林」按摩油倒至手心搓熱，再用兩隻手掌由尾骨至肩膀
撫順上油，直到按摩油均勻塗抹於背上。

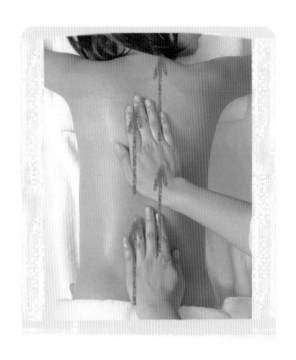

$Step$
3

兩手大拇指沿著脊椎兩側緩慢順滑而上，施作約五次。

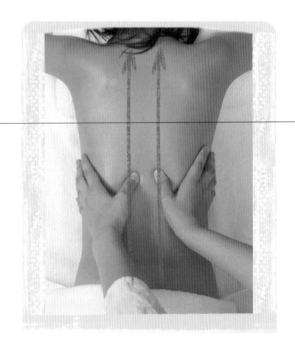

Step 4 利用雙掌或單掌，由尾骨至肩膀螺旋打圈而上，施作約三次。

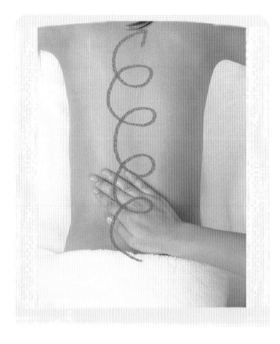

Step 5 重複 Step2 的步驟，由尾骨至肩膀撫順上油約三次。

Step 6 重複 Step1 的一手放在胸，一手放在尾骨，靜置約三個呼吸，結束。

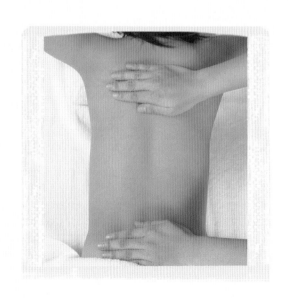

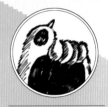

秋風淨盡儀式

　　秋天萬物開始寂靜下來,有些植物的葉子開始枯黃掉落,在這個季節裡很適合讓身體隨著大地的韻律進行淨盡儀式,幫助身體抖落過多的訊息。可以在週末休息的時候,一週跟孩子一起做這個儀式一次。做完之後,有時會感到很想睡覺,那就找個可以放空的時間,好好休息吧。

行前裝備

・ 毛巾或枕頭　　　　　　　　　　　　・ 輕鬆舒適的心

旅行地圖

$Step$
1

先讓身體舒服地趴著,腳踝下可以墊毛巾或枕頭以減緩膝蓋的壓力。

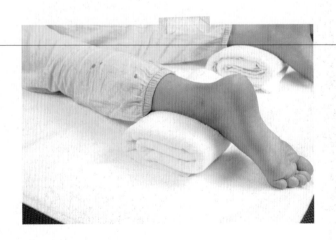

Step 2

滴一滴「秋天的森林」按摩油於手心，雙手搓熱，放在孩子的鼻子前吸聞。

Step 3

將一隻手掌平放在尾骨處，靜置三個呼吸。

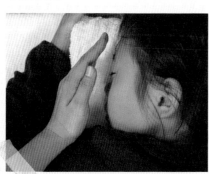 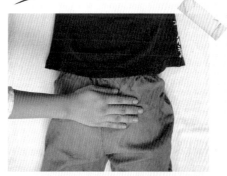

Step 4

想像風慢慢吹起，緩緩搖動尾椎，逐漸讓晃動蔓延到頭部，並且抓到孩子身體的節奏，讓身體自然晃過來之後再推出去。晃動可以從小而大，約五分鐘後再慢慢轉小，然後靜止。

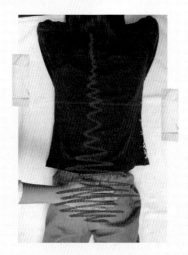

隨身羅盤

　　淨盡儀式可以自己做，或是親子一起躺著做。同樣都是舒適地讓身體躺好之後，把晃動的起始點放在尾椎，想像風從這裡吹起，從小而大，再從大變小；從尾椎慢慢擴散到頭部，想像自己是一棵樹，身上的樹葉隨著風吹晃動而一片一片掉落，然後讓身體逐漸靜止下來。小孩們在過程中有時會笑得很開心，覺得扭著屁股，晃著身體很有趣，笑出來也沒關係，好好享受掉落葉子的過程吧！

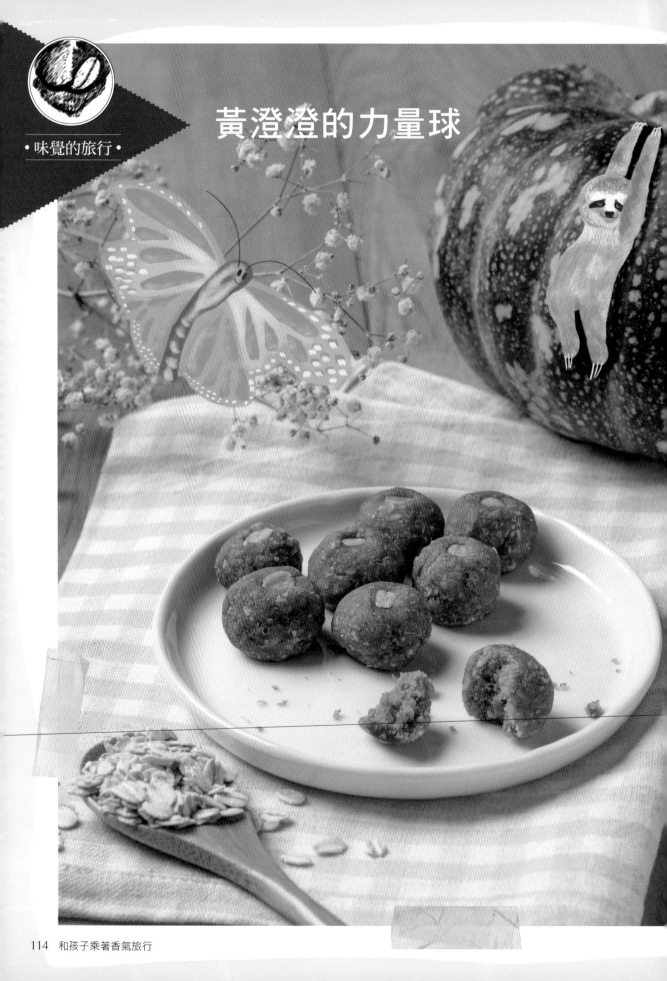

黃澄澄的力量球

·味覺的旅行·

這是一款以當季橙黃色的蔬果製作而成、健康樸實的力量點心！

以秋季盛產的南瓜為主軸，加入燕麥、全麥粉、糖、油等材料而成的超簡易食譜，這個食譜設計，有很大的彈性，可以依據南瓜的水分去調整粉類的分量，不同濕度的麵糰烤出來的口感質地軟硬不一，可以依照小朋友的年紀、喜好做調整。

若想把秋天的花香烤進餅乾，桂花絕對是首選！只要將一部分的糖代換成事先做好的桂花糖，便能在餅乾中品嘗到微微的桂花香。

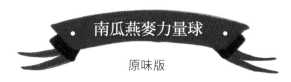

南瓜燕麥力量球

原味版

直徑 4cm 小圓球，大約 35 個

行前裝備

| 材　料 | A | 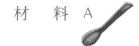 | 全麥麵粉 110g、燕麥 70g（打成細粉）、泡打粉 ½ t、鹽 1 小撮 |

| | B | | 黑糖 2.5 大匙、二砂糖 50g、植物油 25ml、椰子油 25ml |

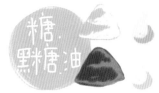

| | C | | 南瓜（蒸軟搗碎後）200g |

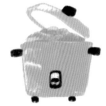

旅行地圖

Step 1

將 A 料、B 料分別混合均勻。

Step 2

南瓜蒸軟搗碎後，先與 B 料混合至糖融化。

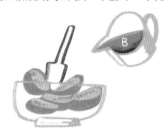

Step 3

A 料加入南瓜糖油液中，用刮刀混拌。

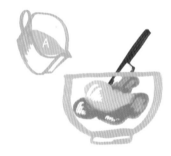

Step 4

成糰後，用手捏成適口小球排列在烤紙上。也可以使用餅乾模具，取大約一個拳頭大的麵糰整圓，再用手壓扁切模，但麵糰會有點黏手，切模時要小心別把餅乾弄裂了。

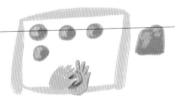

Step 5

烘烤 180 度 C 20 分鐘，翻面再烘烤 5 分鐘。

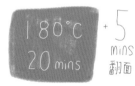

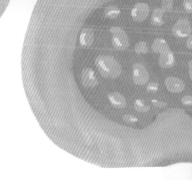
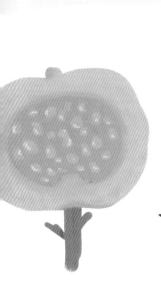

桂花南瓜堅果力量餅

變化版

直徑 6cm 圓餅．約 20 個

行前裝備

材　料　A 全麥麵粉 110g、燕麥 70g、堅果 50g、泡打粉
½ t、鹽 1 小撮

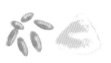

B 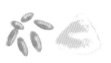 桂花糖 50g、黑糖 2.5 大匙、植物油 25ml、椰子
油 25ml

C 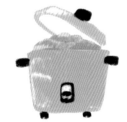 南瓜 （蒸軟搗碎後）200g

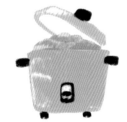

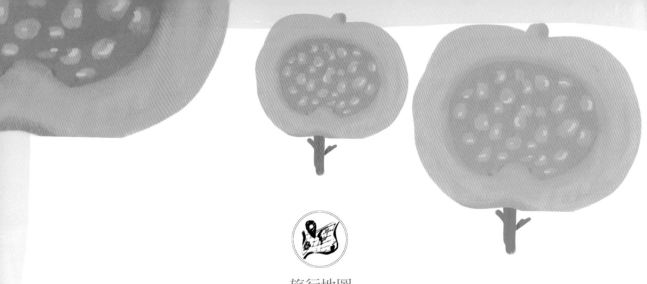

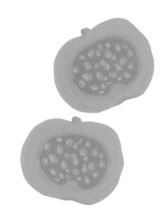

旅行地圖

Step 1
將 A 料、B 料分別混合均勻。

Step 2
南瓜蒸軟搗碎後,先與 B 料混合至糖融化。

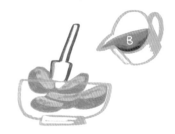

Step 3
A 料加入南瓜糖油液中,用刮刀混拌。

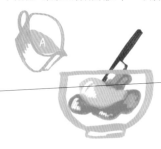

Step 4
成糰後,用湯匙塑形成直徑 6cm 圓餅狀。

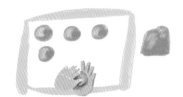

$step$
5

烘烤 180 度 C 20 分鐘。

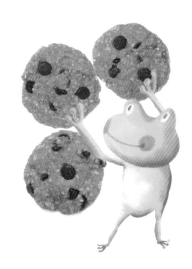

180°C
20 mins

自製桂花糖

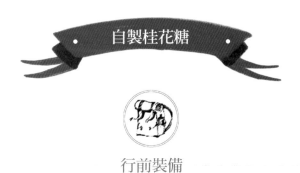

行前裝備

材　　料　　桂花數朵、糖（白砂糖、二砂糖皆可）、罐子

旅行地圖

$step$

將桂花採摘下來後，泡水一陣子讓小蟲出來，洗淨後晾乾。接著以一層糖、一層桂花交疊的方式，放入罐中。大約一週即可使用。

放置得越久，部分糖會因桂花出水而浸潤結塊，需要把糖挖出敲碎再使用。若不常使用，一次的製作量不用太多，就不會有底層糖結晶難取出的問題了。

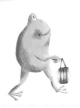

隨身羅盤

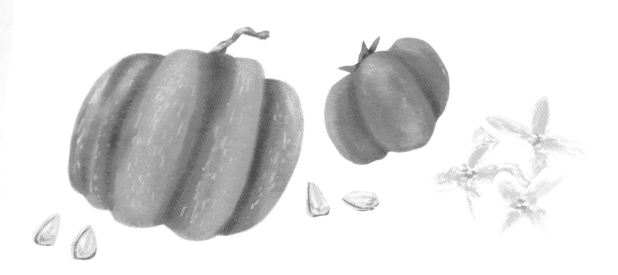

南瓜

南瓜可以說是親和力和配合度
都超級高的蔬菜！無論是蒸
煮、烘烤、打成濃湯，或是做
成甜派、蛋糕，都非常美味，
並且從裡到外皆營養滿滿：南
瓜皮富含膳食纖維，果肉則含
有胡蘿蔔素等抗氧化物，籽含
有鋅、鎂與不飽和脂肪酸，吃
南瓜幫助消化、增加免疫力、
保護視力，好處數不完！唯有
不小心吃太多的話，胡蘿蔔素
會沉積在皮膚，使膚色偏黃，
但不用緊張！停止食用後的幾
天內就會自然消失。

秋季植物香氣入菜推薦

秋天是桂花盛放的季節，花朵
與糖蜜融合後，得到的桂花糖
釀氣味清雅，泡茶或入甜湯都
非常美味。品嘗花香不僅有著
和自然共振的浪漫，也是種養
生之道。醫典記載桂花性溫、
味辛，能暖胃止痛、促進循環；
中醫則用桂花來化痰、治療喘
咳、牙痛、口臭等問題。而在
芳香療法上，桂花的香氣能使
人心情靜定，安撫過度高亢的
情緒。

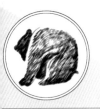

氣喘與情緒起伏

身體的奇幻旅行

　　身體在夏天吸滿飽飽的陽光，來到秋天之後，整個大地逐步收攏，百花落土，楓葉轉紅，陽光的溫度與色澤也開始逐漸不同，眼前的景色就像泛黃的舊照片般，彷彿不在當下而在回憶之中，讓人晃晃悠悠的。日照的時間慢慢變短，身體對於陽光的轉變也和萬物一樣會產生反應，內分泌開始有了變化，進而影響到我們的情緒。而秋季對上學的孩子來說，又剛好進入一個新的學期，有時會帶來憂鬱與焦慮的心情。氣候的轉變和情緒的浮動，常是引發氣喘患者發作的原因之一。讓我們在香氣的陪伴下，克服時節轉換下的身心變化，並與之共處。

　　關於因為日照減少而產生的秋冬時節情緒起伏，我們最常使用柑橘類的精油來處理，像是苦橙、黃檸檬、葡萄柚和桔。這些柑橘類的果實，吸飽日光的能量，就像一顆顆太陽般，讓人感到溫暖開朗，裡面的呋喃香豆素對於陽光擁有敏感度，特別能夠處理季節性憂鬱。而柑橘類的葉片，像是桔葉、苦橙葉、佛手柑葉、泰國青檸葉、檸檬葉，則適合焦慮、躁動不安與壓力的處理。而柑橘類的精油，又往往是孩子們接受度極高的氣味。

行前裝備

 建議複方按摩油　葡萄柚（4 滴）、甜羅勒（4 滴）、天竺葵（4 滴）、
道格拉斯杉（3 滴）、岩蘭草（3 滴），加入 30ml
的聖約翰草浸泡油中。

旅行地圖

 複方按摩油應用方式　身體　　●　將上述複方按摩油稍作溫熱，於睡前均
　　　　　　　　　　　按摩　　　　勻塗抹於孩子的四肢，直到按摩油被
　　　　　　　　　　　　　　　　　吸收，皮膚摸起來只剩些微油感為止，
　　　　　　　　　　　　　　　　　並可搭配背部按摩幫助入睡。

行前裝備

 建議複方純精油　黃檸檬（25 滴）、葡萄柚（25 滴）、桔葉（18 滴）、
泰國青檸葉（18 滴）、岬角甘菊（14 滴）。

旅行地圖

 複方純精油應用方式　空間　　●　將上述複方純精油於早晚滴於擴香石
　　　　　　　　　　　擴香　　　　擴香。

隨身羅盤

秋天的情緒起伏和春天的有點不同，春天主要是因為天氣轉變頻繁，大地萬物生發；而秋天則是因為日照時數減少所造成，當然有時也因為新的學期開始，產生一些適應上的焦慮。有一些很敏感的孩子，甚至不分季節，只要到傍晚時分（相當於一天中的秋天），便會開始沮喪。由於沮喪、憂鬱和焦慮狀態下，容易造成四肢溫度較低，通常在身體溫度比較均勻的時候，人的情緒也會平衡許多。因此，可以利用此複方按摩油在睡前幫孩子按摩手腳，甚至可以在塗完油之後泡腳。

不過，雖然我們已將劑量調至安全範圍，但若孩子因情緒處在免疫力較低落的時候，皮膚會比較敏感，對精油的耐受力會降低，有可能會產生紅疹，此時可以再加入植物油稀釋使用。擴香的配方，主要在提振與平衡情緒，藉由吸聞的途徑來影響情緒，是既方便又有效的方式。

氣喘

行前裝備

建議複方按摩油　　　　香桃木（18滴）、高地牛膝草（18滴）、阿密茴（16滴）、紫蘇（12滴）、大西洋雪松（18滴）、絲柏（18滴）。

旅行地圖

複方純精油應用方式　身體　● 將上述複方純精油 30 滴加入 30ml 月
　　　　　　　　　　　按摩　　見草油或琉璃苣油,稀釋成 5％複方按
　　　　　　　　　　　　　　　摩油。搭配春天的胸腔按摩,並塗抹
　　　　　　　　　　　　　　　腳底,一天四次。(平日保養請降至
　　　　　　　　　　　　　　　2％-3％)

　　　　　　　　　　　空間　● 將上述複方純精油滴於擴香石擴香,
　　　　　　　　　　　擴香　　一天四次。

行前裝備

建議複方純露　　　　義大利永久花(7ml)、岩玫瑰(7ml)、橙花
　　　　　　　　　　(7ml)、月桂(10ml)、西洋蓍草(10ml)、羅
　　　　　　　　　　馬洋甘菊(9ml)。

旅行地圖

複方純露應用方式　芳香　● 加入溫熱的飲用水裡,稀釋的方式是
　　　　　　　　　　純露　　「水 100ml+ 純露 2ml」,一天可以飲
　　　　　　　　　　　　　　用六到七次,超過也沒有關係。除了
　　　　　　　　　　　　　　發作時飲用,建議平時也將純露加入
　　　　　　　　　　　　　　飲用水。

行前裝備

 平日呼吸練習
建議複方純精油

日本柚子（20 滴）、紅香桃木（25 滴）、桔葉（20
滴）、晚香玉（10 滴）、檸檬馬鞭草（13 滴）、
喜瑪拉雅雪松（12 滴）。

旅行地圖

 平日呼吸練習
複方純精油應用方式

空間
擴香

- 將上述複方純精油滴於擴香石擴香。
注意不要讓氣味太濃而使孩子不舒服，
可以先從 1-2 滴開始。

呼吸
練習

- 先舒服地坐著或躺著，輕輕閉上眼睛，
用自己的速度慢慢呼吸，將專注力放
在每個一呼一吸上，並感受空氣經過
身體的哪些部位，而這些部位又產生
了什麼變化。或是播放海浪的聲音，
讓孩子伴隨著海浪的頻率呼吸，也是
很不錯的方式。每次大約練習 10 分鐘，
一天一到二次。

隨身羅盤

　　有氣喘的孩子，非常需要日常的呼吸放鬆練習。讓孩子替未來的
每一天逐步地做準備，在遇到壓力時，可以越來越平穩地面對周圍的
各種起伏，同時找回身心的韻律，培養穩定自己的能力，將會對氣喘
的症狀很有幫助。

當父母是件多麼困難的事啊！照顧者雖然是大人，但在照顧孩子的過程中，仍有很多無助、無力和匱乏的時候，陷入無力前進又不忍後退的困境，這時他們和孩子一樣會有情緒，會生氣、會沮喪，也會感到被困住，難以述說，也無以為對。

而植物的香氣沒有語言，卻帶著極其豐富的訊息對我們細語，不給正確答案，而是帶著思緒進入我們心裡的祕密小徑，去尋找藏在其中的方向。所以當孩子的情緒和狀態起伏，讓你感到無力面對時，就讓香氣陪著你一起走到更開闊的地方去吧！

行前裝備

 建議複方純精油　　香桃木（30 滴）、完全依蘭（20 滴）、岩蘭草（20 滴）、蛇麻草（10 滴）、聖約翰草（10 滴）、檀香（10 滴）。

旅行地圖

 複方純精油應用方式　身體按摩　　● 將上述複方純精油 30 滴加入 30ml 聖約翰草油，稀釋成 5％複方按摩油。早晚以及情緒失衡時塗抹於胸口。

空間擴香與呼吸練習　　● 將上述複方純精油滴於擴香石擴香，並做前面提過的呼吸練習，或是其他能讓自己放鬆的呼吸方式，一天一到二次。

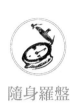

隨身羅盤

　　家庭中的每個成員，都是重要的支柱，照顧孩子的過程雖然不一定很平順，卻讓我們不斷在關係中學習愛人與被愛。植物的香氣一直都是很好的陪伴者，當覺得無助時，記得和家人、朋友表達自己的感受和需要，也讓香氣陪著你跳出泥沼，希望每個孩子的照顧者都不孤單！

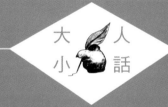

大人小話

　　身體是如實的生活日記，每當我們用手去觸碰個案的身體時，總是能深深感受到這句話的真實，如果孩子從小就能觀察身體與情感上的連結，那麼他能從身體獲得的訊息將會相當豐富，可以讓孩子嘗試從最容易感受到的地方觀察起。像是在乎的人坐在身旁時，我們可能會心跳加快、臉頰的溫度升高；悲傷的時候，身體可能會變得無力、手腳的溫度降低；即將上台演講時，可能會手心冒汗或是肌肉緊繃，甚至拉肚子；聽到讓人心情放鬆的音樂時，可能會全身鬆軟，甚至體溫變得均勻溫暖。我們的語言中，也時常從身體的反應來認知自己的心理狀態，如「心痛」、「開心」、「脾氣好」、「牽腸掛肚」。而平穩的情緒往往有助於免疫力的穩定。倘若孩子也能練習從身體的訊息來觀察自己，那麼未來他便更懂得如何照顧自己，並且發現身心相連的鑰匙，甚至更進一步地感知到，我們的生命一直以來和整個宇宙共存共生的祕密。

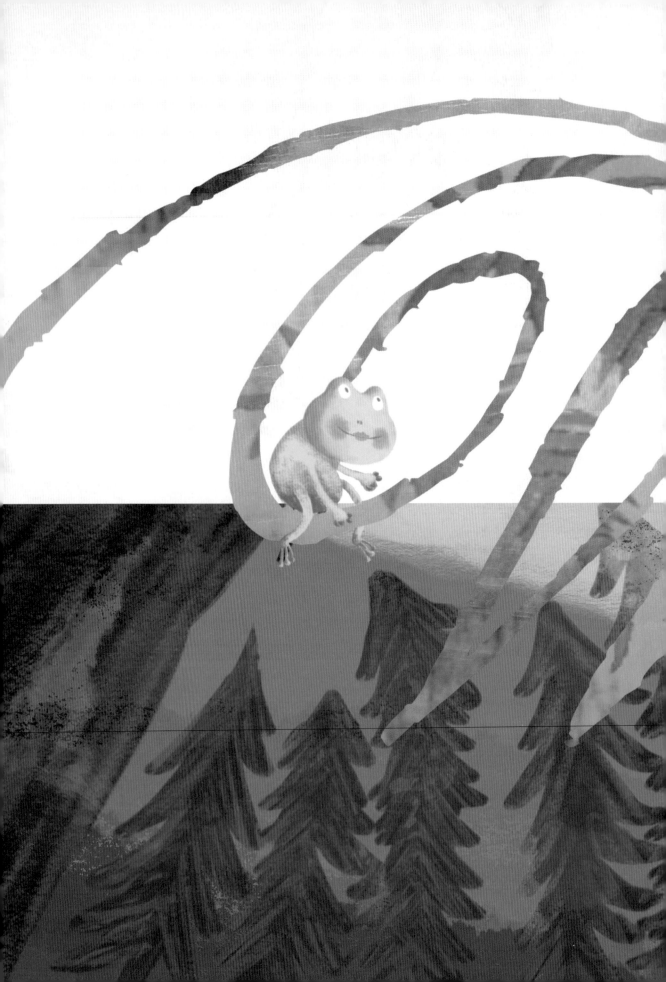

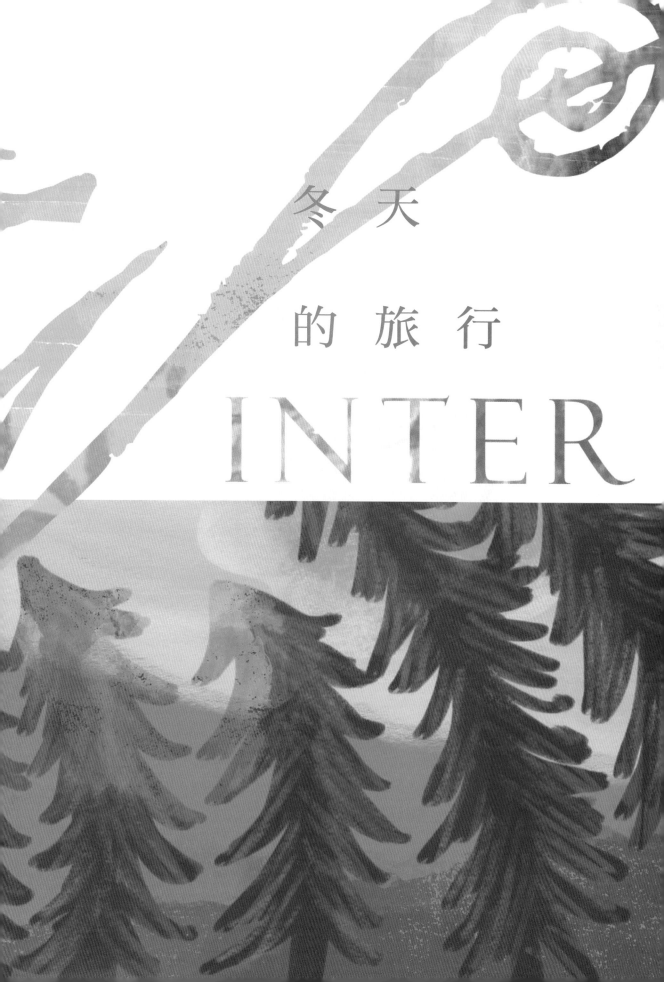

冬 天

的 旅 行

INTER

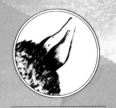

冬日的動物園

小樹蛙在寂靜的冬天裡，
和大狗、猴子、小鳥們玩耍了一整天之後，
回到家裡已經到了睡覺時間，
小樹蛙感到比平常疲累，所以早早就入睡。

隔天他朦朦朧朧地張開眼睛，小樹蛙看見窗外的陽光，
在冬日裡，難得有這麼好的天氣，
他決定到動物園探望朋友。

一走出門，就看見一個好長好長的溜滑梯，
小樹蛙很開心地溜了下去，
沒想到就這麼到了動物園！

閱讀故事時建議嗅聞的香氣

猴子（單萜烯）：黃檸檬 / 大狗（單萜醇）：沉香醇百里香 /
小鳥（氧化物）：桉油醇樟

在寂靜的冬天裡，
動物園裡的動物仍然井然有序地生活著。
小樹蛙看到了許久不見的朋友們，
卻一點也不感到陌生。
他們聊天、唱歌、跳舞，
一直到天色昏黃，
才準備回家。

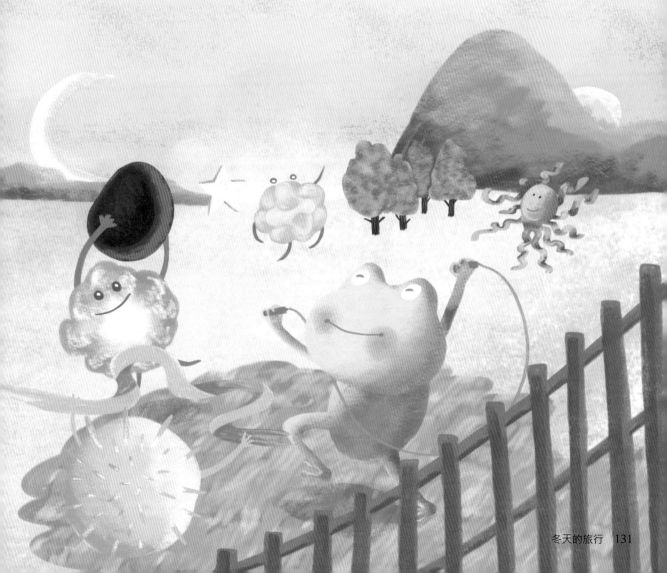

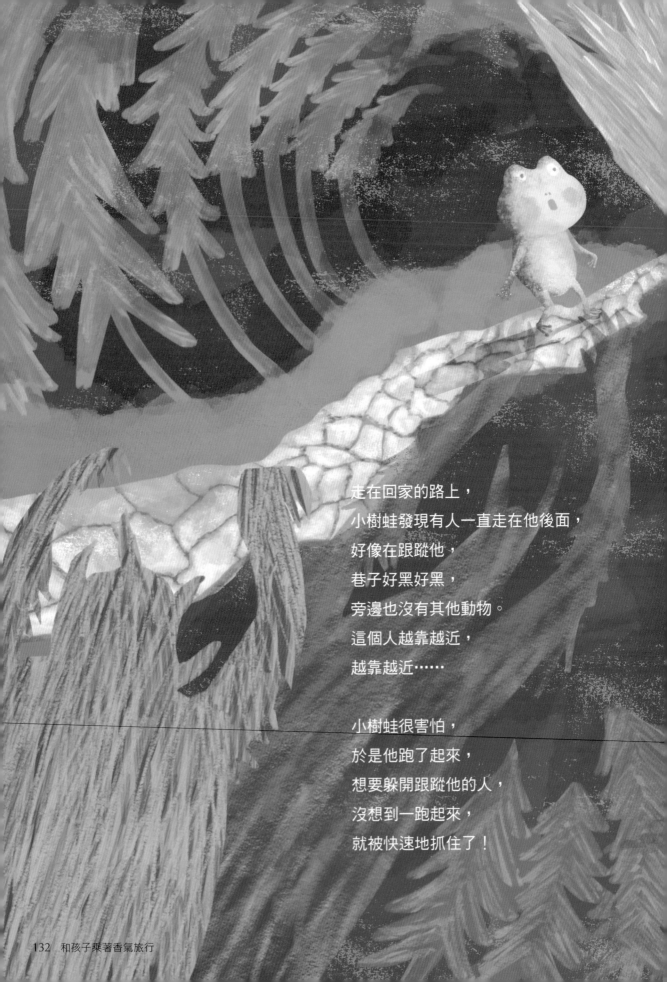

走在回家的路上，
小樹蛙發現有人一直走在他後面，
好像在跟蹤他，
巷子好黑好黑，
旁邊也沒有其他動物。
這個人越靠越近，
越靠越近……

小樹蛙很害怕，
於是他跑了起來，
想要躲開跟蹤他的人，
沒想到一跑起來，
就被快速地抓住了！

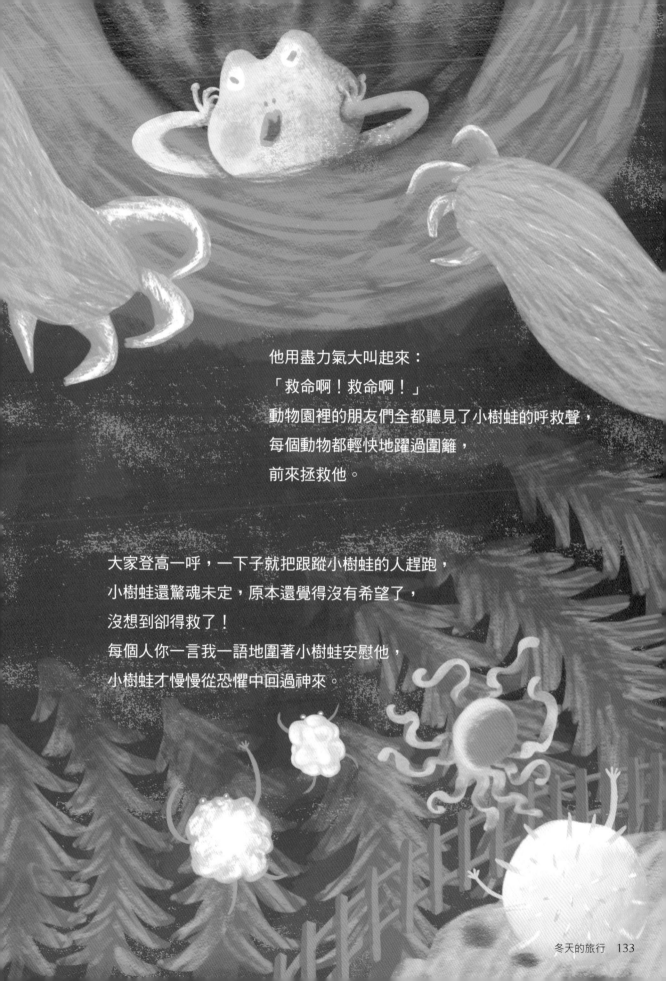

他用盡力氣大叫起來：
「救命啊！救命啊！」
動物園裡的朋友們全都聽見了小樹蛙的呼救聲，
每個動物都輕快地躍過圍籬，
前來拯救他。

大家登高一呼，一下子就把跟蹤小樹蛙的人趕跑，
小樹蛙還驚魂未定，原本還覺得沒有希望了，
沒想到卻得救了！
每個人你一言我一語地圍著小樹蛙安慰他，
小樹蛙才慢慢從恐懼中回過神來。

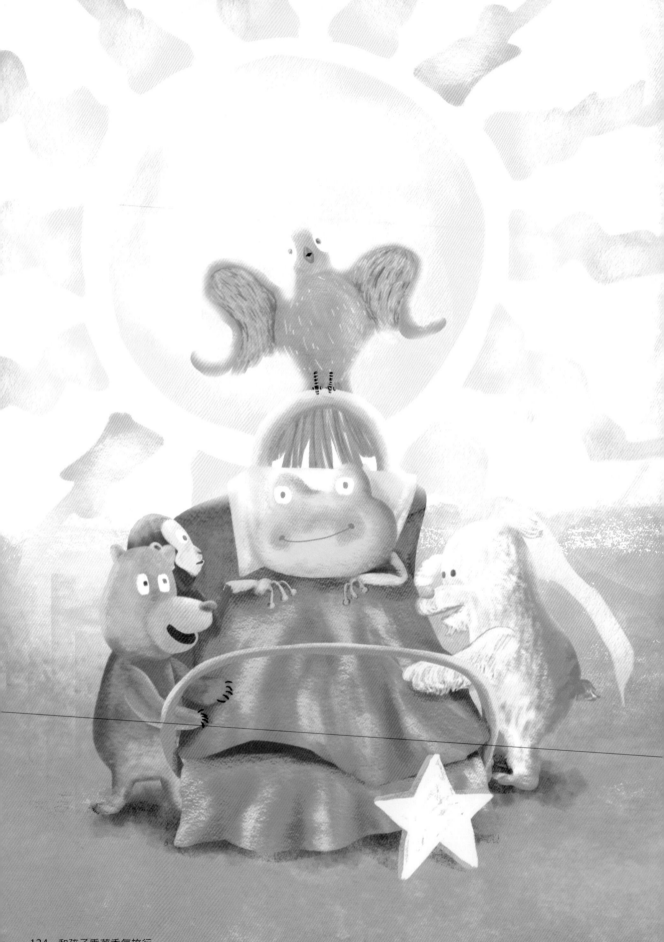

小樹蛙再次睜開眼睛，
發現原來是一場夢，
動物園的朋友和跟蹤他的人，
全都消失不見了。
他發著燒躺在床上，
來找他玩的大狗、猴子和小鳥，
知道小樹蛙生病，
便留下來一起照顧他。

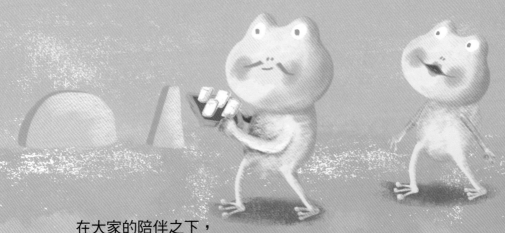

在大家的陪伴之下，
小樹蛙雖然發燒著，
卻還是很有精神地和大家說說笑笑，
說著動物園裡的朋友們怎麼把他救出來。

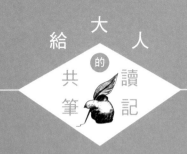

給大人的共筆讀記

　　通常我們使用的芳香療法，除了能夠幫助我們避免感染，還能讓我們在感染之後，使病程走得快一些。所以在故事中，小樹蛙在和大狗、猴子與小鳥（單萜醇、單萜烯、氧化物）玩了一整天之後，回去居然就發燒了，而且還引發了一連串的夢境。並不是這些朋友害小樹蛙發燒，而是讓原本受到感染的狀況往前推進。

　　使用芳香療法的好處是，即便生病了，還是可以很有精神。猴子象徵單萜烯的特性，能夠維持活力與好心情；而代表單萜醇的大狗穩定地協助我們抵禦外敵；代表氧化物的小鳥則讓我們的呼吸道更加順暢，並且保持清明，他們就像桃太郎打鬼隊的黃金組合，小樹蛙如果持續受到他們的照顧，加上爸爸媽媽的愛，很快就會好起來！

　　這聽起來是一個很簡單的故事，但這個故事的起點，其實也是個案們的真實經歷。芳香分子很容易引發夢境，在用完精油後出現病徵，但每次聽到個案述說完類似小樹蛙的夢境之後，都讓我感到放心，因為我知道身體裡的免疫系統正被激勵著，且在聯手作戰中，只要持續用油，往往不出所料，很快就會好轉了。

　　當然，這也是個需要花些心思去猜解的故事，畢竟它的原型是來自於夢境。大家有沒有類似的經驗呢？夢境除了會告訴我們情緒的癥結點之外，還會充滿象徵地暗示我們的身體狀況！那麼大家先猜猜看，抓住小樹蛙的人到底是誰呢？拯救他的動物園朋友們又象徵著誰呢？

　　小樹蛙的夢境中，跟蹤他的人其實象徵著身體的「入侵者」，動物園裡的朋友們則是身體裡一直堅守其職的免疫細胞，負責抵禦外敵，平時井然有序地運行著，在緊急的時候，便會從四面八方前來救援。不是只有生病的時候，身體會使用夢境來提醒你，比如說有些女人在月經來時，也會固定出現夢境，來暗示這次月經來潮的排出是否順利。但這些充滿象徵的

角色可不是一成不變的喔！擁有滿滿創造力的造夢小精靈，常常會轉換人事物來象徵同一件事情，看似沒有邏輯，卻處處充滿暗示，所以我們可要仔細聆聽夢的故事啊！

　　關於「被追趕的夢境」，其實能和孩子討論的還很多。小朋友們常常會夢到被怪獸追，或是被什麼恐怖的人抓住，當然跟生活中的壓力也有關係，可以試著問問孩子，有沒有做過被怪獸追趕的夢？夢裡的情緒變化如何？有時候不一定是恐懼，也不一定是一直感到恐懼，可能在遇到什麼人事物之後，恐懼的情緒得到化解，這時還可以問問孩子，遇到了什麼讓他不再那麼害怕了？是否曾經有誰在夢境裡拯救過他？這個人通常是他生活中信賴的人。而夢境中有沒有得到拯救，有時也跟情緒有沒有得到化解有關。在對談的過程中，可以在空間中使用柑橘類果實的精油擴香（例如：黃檸檬、甜橙），幫助孩子消化恐懼的情緒。總之，我們別辜負了夢境的美意，即便它充滿了神祕難解的謎題。

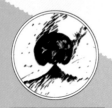

動手調出「自己的香氣」

　　冬天是個寂靜而美麗的季節，也是個很適合幫助孩子靜靜地回到自身，來認識自己的時節。我在十幾歲學習藝術史的時候，欣賞了林布蘭（Rembrandt van Rijn）大量的自畫像，當時年輕的我覺得怎麼會有這麼自戀的人，畫了這麼多幅自己的畫像？現在重新再回去看這一幅幅令人動容的畫，看到的卻是一個願意誠摯地直視自己，真實記錄情感線條的畫家。

　　調香也是個非常能夠進入內心的創作方式，因此，我們就在冬天裡，調一款名叫「自己」的香氣吧！

行前裝備

- 玻璃燒杯 10ml 一個
- 精油數款
  （適合孩子的種類）
- 玻璃瓶 5ml 一個

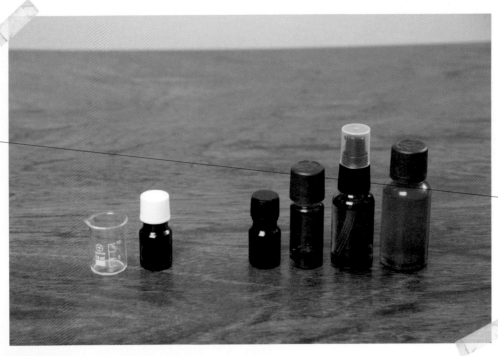

旅行地圖

Step 1

首先，可以和孩子一起討論自己有哪些特質，父母也可以提供平時的觀察，再和孩子確認，然後一一在紙上記錄下來。

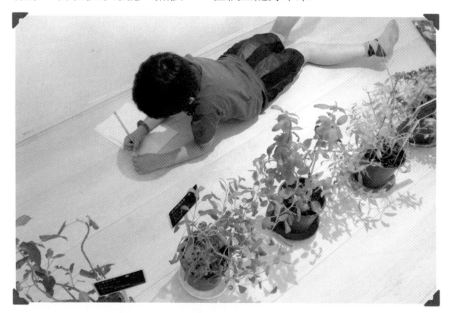

Step 2

請孩子回想一下，這些特質適合用哪些香氣來闡述，並記錄在每項特質旁邊。

Step 3

依照孩子對這些特質的重視程度，先在紙上調配滴數（為了讓孩子有調整香氣的機會，請預留一部分的滴數做最後的微調）。

Step 4

將分配好的滴數滴入玻璃瓶中，輕輕搖晃一下，讓氣味融合。

$Step$
5

嗅聞一下，再做最後氣味的微調，將剩下的滴數分配完成。

$Step$
6

輕輕滾動瓶身，讓芳香分子充分混合，再靜置兩個星期讓香氣熟成。

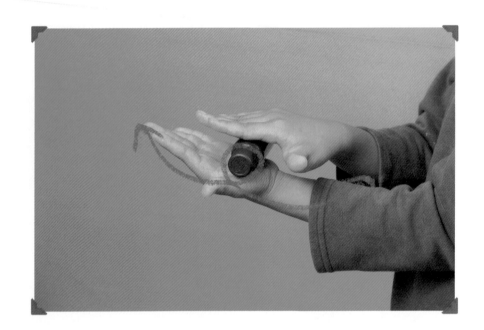

隨身羅盤

以下提供範例，幫助父母能更清楚方向，明白如何和孩子互動：

調一瓶 3ml 的純精油香氣（請使用玻璃瓶裝），3ml 總共是 60 滴精油。先調 50 滴，留下 10 滴做最後的微調。

德國洋甘菊　　　　　　　　　　　　　　　　　　　　　　　6 滴
　　有些話想說但常常不敢說

沉香醇百里香　　　　　　　　　　　　　　　　　　　　　　9 滴
　　喜歡和一群朋友一起玩

檸檬馬鞭草　　　　　　　　　　　　　　　　　　　　　　　5 滴
　　沒辦法喜歡一個遊戲很久

桂花　　　　　　　　　　　　　　　　　　　　　　　　　　8 滴
　　可以聞到很多味道，知道泥土是香的

落葉松針　　　　　　　　　　　　　　　　　　　　　　　　6 滴
　　很熱情，但也不是每個人都可以

真正薰衣草　　　　　　　　　　　　　　　　　　　　　　　10 滴
　　需要爸爸媽媽每天都抱抱

桉油醇樟　　　　　　　　　　　　　　　　　　　　　　　　6 滴
　　哭的時候會怕被別人看見

最後進入微調，將剩下的 10 滴精油分配到想多一些滴數的特質裡，完成總數 60 滴的調香。需注意的是，此調香為純精油，如要直接使用於皮膚上，需要經過稀釋，方可使用。

這是一個更進一步的調香練習，每個特質能夠和孩子對談的還很多，比如說「需要爸爸媽媽每天都抱抱」這一項，還可以問問孩子：「被抱抱的時候感覺到什麼？」「什麼時候特別需要爸爸媽媽抱抱？」又比如說「哭的時候會怕被別人看見」，我們也可以進一步問：「你說的別人是誰？」「被他們看見會讓你感到如何？」

在每一次的對談時，都可以用孩子選擇的香氣在當下陪伴著，使用擴香石將其在空間中擴香。這項調香練習，有可能需要好幾天的時間才能完成，我們就放慢速度，利用一整個冬天，一步一步地走在孩子的心靈小徑吧。

在這裡常常還會遇到的其他困難是，小孩一時說不清楚自己有哪些特質，這時候父母可以先說說自己對孩子的觀察，並且和他確認是不是和我們觀察的一樣，在此時也盡量先不進行評價，讓他可以放心地探索自己的樣貌，在父母引領之下，慢慢說出其他對自己的描述。

當然父母也可以反過來操作，先讓孩子聞幾種香氣，讓他說說這些味道使他想起自己的哪些特質，再逐漸引導出其他對自己的觀察。

而關於調香，現在已經進行到冬季了，孩子對香氣的熟悉度肯定增加不少，就算最後的氣味和紙上作業時的揣想落差很大，經由不斷的嗅聞和想像練習，也必定能越來越熟悉，不必急於一時，這是一個可以漫長玩味的遊戲。

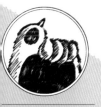

靜置按摩與冬日沉靜儀式

靜置按摩

　　真的只有手在身上動才叫做按摩嗎？要不要讓手就只是靜靜地放在身上試試看呢？這是一個很安靜又很神奇的按摩方式，非常適合在冬天裡沉澱自己。

　　我曾經帶領一群家暴婦女進行靜置按摩練習，在練習後的分享，讓我非常感動。這群人在生命中，有著和我們截然不同的觸覺經驗，在她們互相練習這樣安靜的按摩過程中，許多人沉沉睡去，醒來之後眼睛發亮地告訴我，她們好久沒有睡得這樣好，好久沒有如此做一場美夢！

　　這種按摩，用在孩子身上的效果又會如何呢？請容我將這個答案留給大家去探索，也許有一天你們遇到我，也願意跟我分享你們驚喜的體驗，而我將非常願意聆聽你們的分享！

行前裝備

- 「自己的香氣」複方純精油 1-2 滴　　● 擴香石　　● 溫暖的手、平靜的心

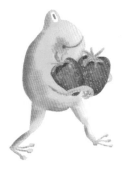

旅行地圖

Step 1

選擇睡前的一小段時間，大約 15-20 分鐘，讓孩子靜靜地正躺在床上，請他閉上眼睛，也讓自己平靜下來。

Step 2

將冬季調香「自己的香氣」複方純精油擴香於空間中。

Step 3

確認自己的雙手溫暖之後，依序將自己的雙手放在以下提到的幾個部位，每個部位停留約 90 秒，結束之後，慢慢讓手離開，再移到下一個部位。只需要貼實柔軟地放著，不需要特別施力，將自己的意識放鬆。不要想著要給予孩子什麼，只要讓手靜靜地放著就好，感受孩子身體的跳動。全程約需 15 分鐘。

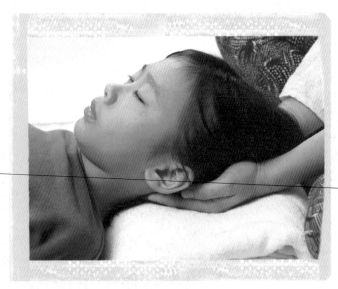

靜置按摩從後腦開始

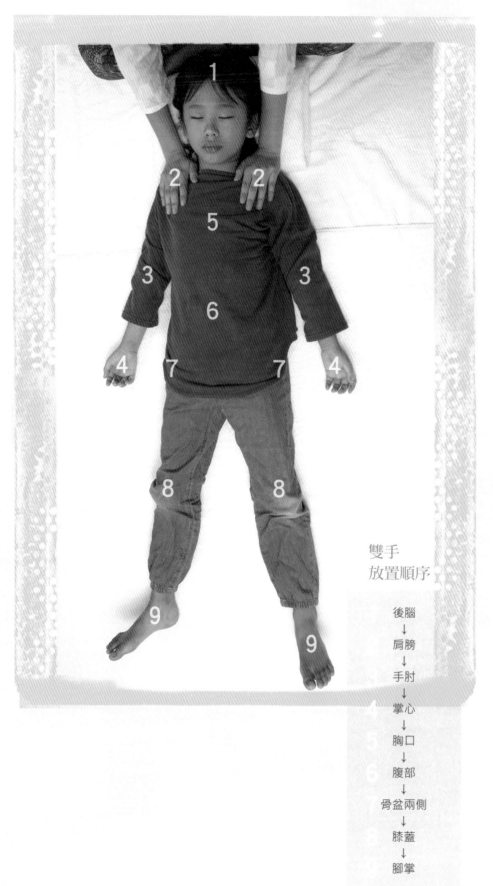

雙手
放置順序

後腦
↓
肩膀
↓
手肘
↓
掌心
↓
胸口
↓
腹部
↓
骨盆兩側
↓
膝蓋
↓
腳掌

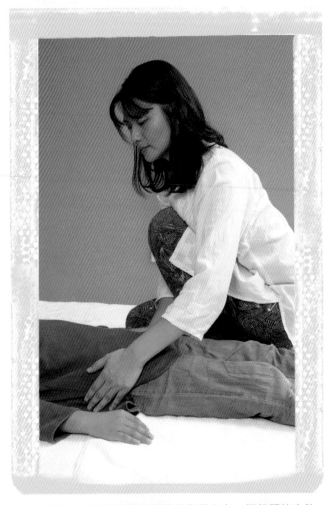

施作的時候，要注意盡量讓自己的身體處在一個舒服的姿勢

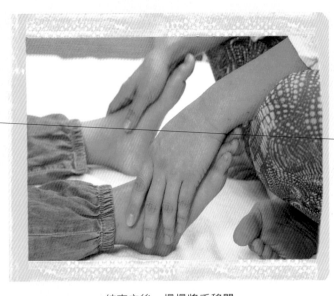

結束之後，慢慢將手移開

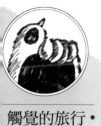

冬日沉靜儀式

　　泡澡恐怕是冬天裡最適合的日常儀式了，如果再搭配「自己的香氣」，除了可以好好地洗淨自己，也能夠在香氣的陪伴下，好好地沉澱自己。雖然這個儀式叫做「沉靜儀式」，但如果泡澡的過程中，小孩不停嬉笑，爸媽們也不要太過在意，畢竟遊戲本身對孩子來說，就是一種整理自己的方式。只要能夠搭配香氣，以及泡澡後施作前面提到的「靜置按摩」，孩子多半能夠好好睡去，而且心神和身體都能得到安置。

行前裝備

- 粗鹽 50g
- 植物油 1ml
- 一顆坦誠面對自己的心
- 「自己的香氣」複方純精油 5 滴

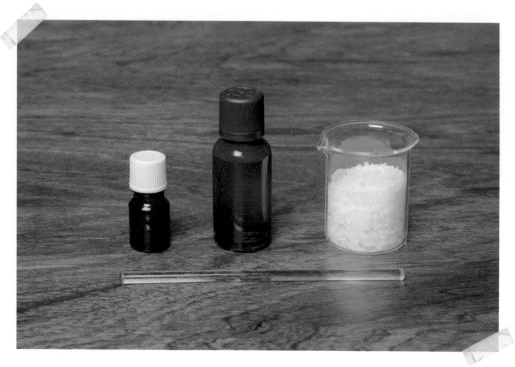

$Step$
1

製作浴鹽：在 50g 的粗鹽裡加入 1ml 的植物油，和 5 滴「自己的香氣」
複方純精油，充分攪拌均勻。

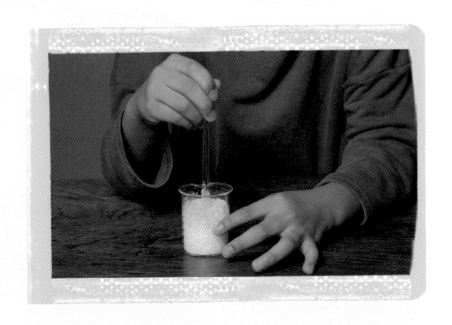

$Step$
2

將製作好的浴鹽倒入一般家用的浴缸裡，稍微攪拌一下。

$Step$
3

讓孩子進入泡澡約 10 分鐘，充分浸泡在香氣之中。如果父母想要一
起泡澡也是很不錯的時光！起身之後要盡快將身體擦乾，避免感冒。

隨身羅盤

　　為期一生，認識自己何其難，但在孩提時就有這樣的機會，讓爸爸媽媽帶著自己於內在前行，又是何其幸運！而我每次與孩子一起，在香氣和自己之間出出入入地對話，即便有時僅僅只是靜默，在這些時間裡，我度過的不只是孩子的童年，也度過內心許許多多黑暗的角落。和孩子一起使用芳香療法互動，滋養的不會只有他們，而是連同我們也得到厚實的養分。

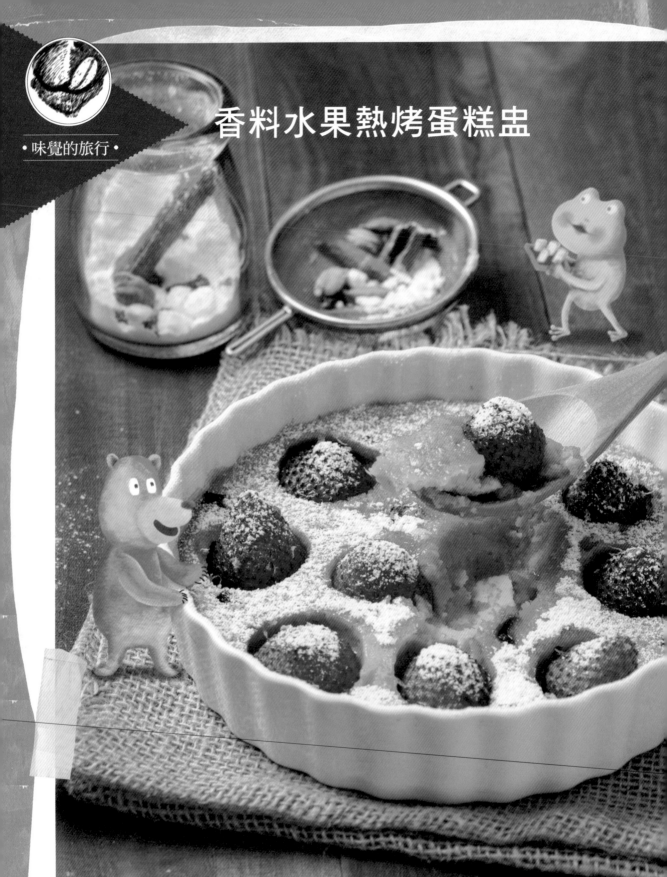

香料水果熱烤蛋糕盅

這是一款溫熱腸胃、點亮心靈的家常甜點。

雖說名稱有「蛋糕」兩字，但並非是我們熟悉的蓬鬆口感的蛋糕，此食譜是法式家常甜點克拉芙緹（Clafoutis）的變化版，傳統做法是在蛋奶麵糊中加入櫻桃後去烘烤。而每個家庭的配方比例皆有些許差異，液體多一點，口感較濕潤；粉類多一些，口感較紮實。

這裡選擇紅潤的心型草莓、閃亮如紅寶石般的洛神花、亮黃色的橘子，這些水果的顏色，能為冬天的寂靜增添熱鬧色彩，再加入熱情的香料糖，一盅熱暖香甜撫慰大人小孩的心。

行前裝備

- 直徑 6cm 的小模，一共可做 8 個。
- 或是直徑 16cm 的烤模一個，與 6cm 小模 3 個。

旅行地圖

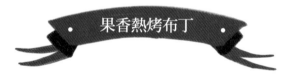

果香熱烤布丁

材　　料　　全蛋 2 個
奶 100ml（植物奶或牛奶皆可）
橘子汁 70ml
（去籽去粗纖維留汁，若沒有就用奶替代）
低筋麵粉 60g
杏仁粉 10g
香料糖 40-60g（視個人甜度喜好）
草莓 15 顆
洛神花漬 1 朵
植物油（或奶油）適量
香料糖粉適量

$Step$
1

準備耐熱烤模：烤模上塗一層椰子油或奶油備用，以防沾黏。

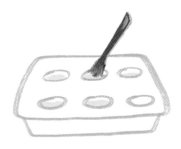

$Step$
2

烤箱預熱 180 度 C。

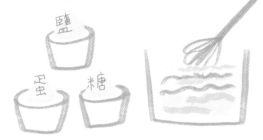

$Step$
3

大碗中放入蛋，加入糖和一小撮鹽打散。

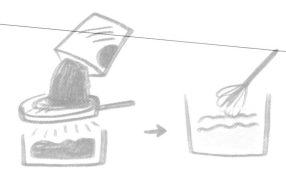

$Step$
4

低筋麵粉和杏仁粉過篩後加入，以打蛋器混合成蛋糊。

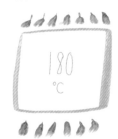

 note　小心不要過度攪拌，剛好混合至無粉粒即可。

Step
5

接續分次加入植物奶、橘子汁，混合均勻。

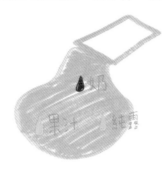

Step
6

麵糊倒入烤模中約六分滿。

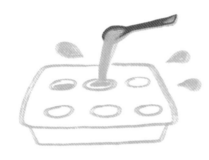

Step
7

放入草莓、洛神漬或時令水果。

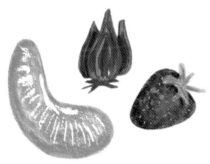

Step
8

以 180 度 C 烘烤約 20-30 分鐘，烤至邊緣結皮微微上色，中間會看起來較濕潤是正常的。

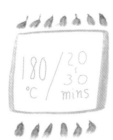

Step
9

剛出爐非常燙口，請稍微放涼再大口品嘗！淋上蜂蜜吃也很對味。

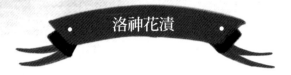

洛神花漬

材　　料　　新鮮洛神花一斤（600g）、糖水 600g、
玻璃罐 1 個

Step 1　前置一：玻璃罐消毒晾乾，可將玻璃罐放入鍋中，加水煮開，以夾子取出放入烤箱烤乾。

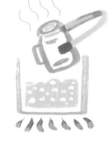

Step 2　前置二：前一天預煮糖水，冰糖與水的比例為一比一。

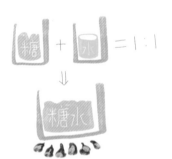

Step 3　去籽：將洛神花的花蒂切掉，再使用筷子將籽取出，或徒手剝開萼片去籽。

Step 4　清洗：去籽後在流動的水下洗淨。

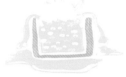

Step 5　川燙：於滾燙的沸水中放入洛神花，川燙 5 秒後撈起瀝水。

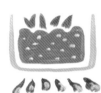

Step 6　糖漬：將川燙瀝乾後的洛神花放入玻璃罐內，再倒入冰涼的糖水，至冰箱冷藏一晚即可食用。

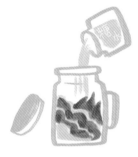

香料糖

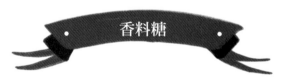

材　料　香料（依喜好選擇）
糖（白砂糖、二砂糖皆可）
罐子 1 個

Step　把香料和糖層層堆疊入罐子裡，薰香一週即可使用。

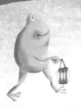

隨身羅盤

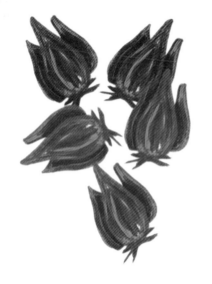

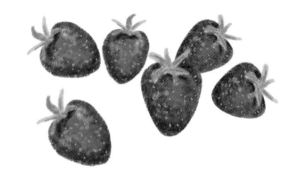

洛神花

洛神花（Roselle）是台東、花蓮地區的重要農產之一，盛產期約在每年的 10 月下旬，紅豔的外形搖曳在山谷間，使它有了「後山紅寶石」的美名。平時我們食用洛神花的紅豔部位，其實不是「花」，而是它的花萼，滋味酸澀，常烘乾做成花茶，或加入冰糖熬煮成果漬。洛神花含有豐富的花青素、類黃酮、有機酸、異黃酮等多種營養素，研究指出具有美肌、平衡血脂和清熱止渴的功效，是近年十分熱門的養生食材！

草莓

很少人能抗拒它的香甜誘惑，紅潤的心型，酸甜多汁，香氣馥郁，加在甜點中總是能錦上添花！草莓含有高量維生素 C，是天然的抗氧化劑，能延緩老化，所含的鞣花酸、花青素更是天然的抗癌物質。

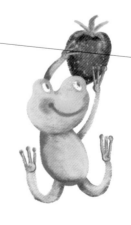

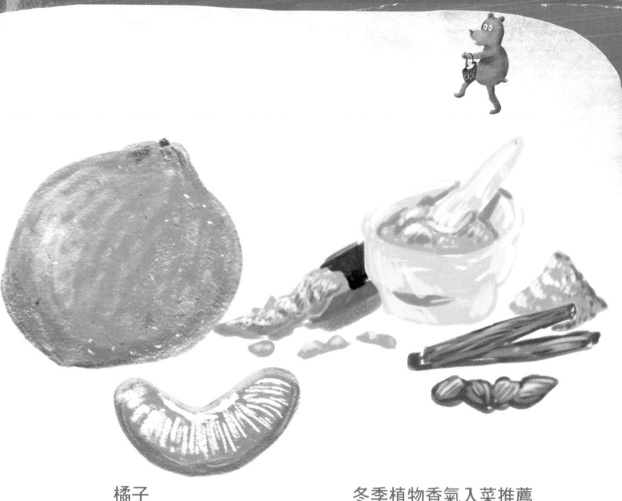

橘子

又稱椪柑，果肉多汁，富含維生素 C，能增強免疫與抗氧化。果肉上的白色細絲則含有類黃酮素，能夠抗發炎、降血脂、預防心血管疾病。果皮曬乾後便是我們常稱的陳皮，可以煮茶來喝，或做為中藥入藥方；新鮮果皮上的油囊，更富含橘子精油，心情鬱悶或精神萎靡時，捏一捏橘子皮聞香，香氣還能用來放鬆情緒！

冬季植物香氣入菜推薦

寒冷日子裡的餐桌，絕對不能少了香料的陪伴！將肉桂＋豆蔻＋丁香＋肉豆蔻＋糖粉，隨自己喜好的比例，一起放入研磨罐中，置放幾日後，糖粒便會穿上香料的氣味，在甜點蛋糕上桌前撒一點點，就能為料理增添熱熱暖暖的香氣。香料帶有的火熱能量，也能為懶洋洋的冬眠狀態點燃火光，讓日子繼續前進。

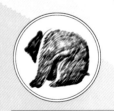
流行性感冒與諾羅病毒

　　經過了秋天，來到了萬物潛伏、大地封藏的冬天，日照更短，黑夜更長。植物減少生長，有些動物進入冬眠，我們的身體也總會忍不住在冬天裡多睡一會兒，寧靜的冬天最適合好好地沉澱和休養生息。但偏偏有些病毒特別喜歡在寒冷的冬天活動，刺激與侵襲免疫力較低落的人們。儘管如此，一旦能在冬天安然經過這些戰鬥，受到良好的關照，以及生活與情緒的調整，將能讓身心都更加飽滿，反而成為茁壯的墊腳石。而芳香療法能夠在這個過程中，幫助孩子與父母一把，成為有力的助手。

　　在孩童的芳香療法中，我們很常運用單萜醇類的精油來處理疾病。單萜醇類的精油可以溫和地抗菌、抗病毒，讓人感到溫暖與滋補，還能提升免疫力，穩定及平衡情緒，既能抵禦外敵，又能強壯內在，而且安全性也高。不只是孩童，連老人或是身體較為虛弱的人，都很適合在身心低落的時候使用它，來提振免疫力與情緒。在面對病毒肆虐的季節，看醫生之餘，單萜醇類更是不可或缺的好幫手。

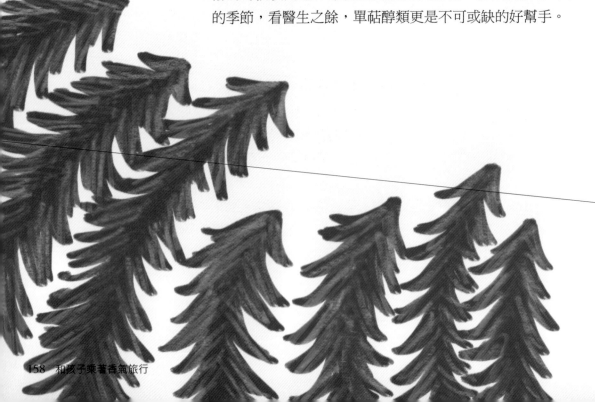

行前裝備

建議複方純精油　　側柏醇百里香（25 滴）、桉油醇樟（22 滴）、昆士亞（20 滴）、黑雲杉（15 滴）、真正薰衣草（10 滴）、佛手柑（8 滴）。

旅行地圖

複方純精油應用方式

身體按摩
將上述複方純精油 30 滴，加入 30ml 長生百里香做成的浸泡油，稀釋成 5% 複方按摩油。搭配春天的胸腔按摩（P. 36）、秋天的背部按摩（P. 109 ），並塗抹大腿內側與腳底，一天四次。

芳香耳塞
將上述稀釋好的身體按摩油滴於純棉棉球上，約 3 滴，塞在孩子的耳洞口，白天 2 小時換一次，睡前換最後一次後，直接塞到天亮即可。

空間擴香
將上述複方純精油滴於擴香石擴香，一天三到四次，並在睡前配合冬天的靜置按摩（P. 143 ）。

行前裝備

建議複方純露　　　桉油醇樟（10ml）、香桃木（10ml）、茶樹
　　　　　　　　　（10ml）、天竺葵（7ml）、橙花（6ml）、沉香
　　　　　　　　　醇百里香（7ml）。

旅行地圖

複方純露應用方式　　芳香　　• 可以加入溫熱的飲用水裡，稀釋的方
　　　　　　　　　純露水　　 式是「水 100ml+ 純露 2ml」，一天可
　　　　　　　　　　　　　　 以飲用六到七次。

　　　　　　　　　芳香　　• 流鼻水、鼻塞時，可以使用蒸鼻器，把
　　　　　　　　　噴霧　　　 純露倒入蒸鼻器裡，然後對著孩子的
　　　　　　　　　　　　　　 鼻腔噴，一次大約 5-10 分鐘，一天可
　　　　　　　　　　　　　　 以噴到四次都沒問題，或是鼻塞的時
　　　　　　　　　　　　　　 候使用，尤其是睡前，讓鼻子更順暢，
　　　　　　　　　　　　　　 孩子也會更好睡。

◆

隨身羅盤

　　流行性感冒已是冬天大家普遍憂慮的疾病了，傳染力強的病毒讓
家中有一人中獎，其他人也常常無法倖免。我們也遇過一家四口都得
了 A 型流感，全部發燒癱在床上，誰也無法照顧誰，別人也很難進入
幫忙，更不用說按摩了。遇到這種狀況該怎麼辦呢？不管如何請先就
醫，在接受治療的過程中，一旦開始有了好轉，就可以一步步使用芳

香療法支持身體。

　　剛開始體力尚弱的時候，可以先頻繁地喝芳香純露水、使用芳香耳塞與擴香，這些都是方便又有用的應用方式。等到身體恢復得更好時，進一步做身體按摩，將能復原得更快更好。

　　那麼為什麼要在擴香時施作靜置按摩呢？這是因為，在我們的經驗中，為發燒的孩子施作靜置按摩（尤其是後腦的部位，因此如果體力時間有限，可以至少施作後腦區塊），能幫助孩子更快退燒，意思是，身體如果已達可以退燒的地步，靜置按摩能幫助其快點退燒並得到放鬆休息；如果身體尚需繼續以發燒來抵抗病毒，那麼很有可能在施作後短暫的時間內又再燒起來。但此時施作靜置按摩仍然有其意義，除了能夠幫助照顧者安頓焦慮的情緒，也能讓生病的孩子感到穩靜、安然。

諾羅病毒

行前裝備

建議複方按摩油　印度藏茴香（5滴）、沉香醇百里香（8滴）、岩玫瑰（5滴）、桉油醇樟（8滴）、香蜂草（4滴），加入30ml長生百里香做成的浸泡油，稀釋成5%複方按摩油。

旅行地圖

複方按摩油應用方式　身體按摩　● 將上述複方按摩油稍作溫熱（注意油溫不要燙到孩子），塗抹腳底與肛門（讓油從股溝流入即可），並搭配夏天的腹部按摩（P. 73），一天四到五次。

随身羅盤

諾羅病毒也是冬天常見的疾病，短時間之內會突然上吐下瀉，也常常讓人受到驚嚇。傳染力很強，但是發病的時間不長，往往僅有一、二天，並且大部分病患都可以痊癒。

配方中的印度藏茴香屬刺激性高的酚類，能強力抗感染、抗病毒，但劑量須維持在1%以下。其中能幫助孩子鎮靜焦慮的情緒配方則是香蜂草，因為腸胃的激烈翻攪，也常常和焦慮的情緒相連，是很關鍵的心理配方。但香蜂草略具刺激性，因此其成分也需要在1%以下。

照顧者用油：穩定身心

生病的時候，不只生病的人會沮喪、焦慮，有時甚至因不適而有憤怒的情緒；照顧者也常常因為過度付出以及承受患者的情緒，而感到疲憊與耗弱。面對病毒強大的流行性感冒和諾羅病毒，照顧者更需要穩定身心，處變不驚，讓自己就算面對孩子症狀最為激烈的時候，也能讓心慢下來，然後一步一步去處理眼前的狀況。

行前裝備

 建議複方純精油　　中國肉桂（5滴）、黃檸檬（15滴）、桉油醇樟（15滴）、昆士亞（15滴）、蜂香薄荷（15滴）、側柏醇百里香（17滴）、檀香（8滴）、岩蘭草（10滴）。

旅行地圖

複方純精油應用方式

身體
按摩

將上述複方純精油 30 滴加入 30ml 長
生百里香做成的浸泡油，稀釋成 5％複
方按摩油。塗抹胸腹區、腰椎、大腿
內側與腳底，一天二到三次。

芳香
耳塞

將上述稀釋好的身體按摩油滴於純棉
棉球上，約 3 滴，塞在耳洞口，白天
2 小時換一次，睡前換最後一次後，直
接塞到天亮即可。

空間
擴香

將上述複方純精油滴於擴香石擴香，
一天二到三次。

行前裝備

建議複方純露

歐白芷根（20ml）、歐洲赤松（20ml）、道格拉斯
杉（20ml）、依蘭（20ml）、岩玫瑰（20ml）。

旅行地圖

複方純露應用方式

芳香
純露水

可預先稀釋好一壺，稀釋的比例是
「水 1000ml+ 純露 30ml」，請於一天
內喝完。

随身羅盤

　　這些配方總讓我想起《天空之城》這部動畫，一個在空中飛的國度，擁有一棵根系強壯的大樹，上面有一座蓬勃的花園。不論發生什麼事情，就算遇到侵襲，外圍崩毀，仍然穩定地飛行著。這些香氣除了加強抗感染、增強照顧者的體力，使其就像一棵大樹一樣，也同時帶來在天空穩定飛翔的感受，讓照顧者面對眼前急速的變化時，也能在內心創造慢條斯理的時間感。

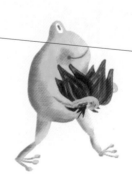

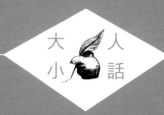

大人小話

免疫是自己與外界的分野。免疫就像一道會移動的城牆,是辨識人我分際的機制。遇到病毒、病菌的時候,我們非常仰賴它的運作。但當它總是過度反應時,又往往造成過敏症狀。仍在學習如何界定自己與外界分野的孩子們,就常常在對抗外敵與產生過敏之間來回擺盪。

情緒會影響免疫,而如何看待自己與外界的態度,也會決定免疫系統的狀態。我們不時會看到自我認同較低落的孩子,不斷生病;也會看到許多有過敏症狀的孩子,個性也同時比較敏感。但不管如何,這是一個學習的過程,如果能慢慢培養孩子在與自己和外界相處時,擁有一個健全正面的態度,我們也能期待孩子未來擁有一個充滿彈性的自我與免疫。

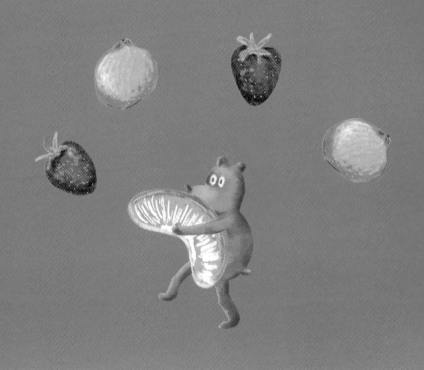

兒童用油安全索引

本書提及單方精油列表如下，以拉丁學名排序供大小朋友參考：

中文俗名	拉丁學名	植物分科	化學家族	安全注意事項 （見最下方說明）
膠冷杉	Abies balsamea	松科	單萜烯	
西伯利亞冷杉	Abies sibirica	松科	單萜烯	
銀合歡	Acacia dealbata	豆科	苯基酯	
芳枸葉	Agonis fragrans	桃金孃科	氧化物	
大高良薑	Alpinia galanga	薑科	苯基酯	
阿密茴	Ammi visnaga	繖形科	苯基酯	種子萃取的精油 有光敏性
歐白芷根	Angelica archangelica	繖形科	單萜烯	光敏性
乳香	Boswellia Carterii	橄欖科	單萜烯	
墨西哥沉香	Bursera delpechiana	橄欖科	酯	
完全依蘭	Cananga odorata	番荔枝科	倍半萜烯	
大西洋雪松	Cedrus atlantica	松科	倍半萜酮	
喜瑪拉雅雪松	Cedrus deodara	松科	倍半萜酮	
羅馬洋甘菊	Chamaemelum nobile	菊科	酯	
桉油醇樟 （羅文莎葉）	Cinnamomum camphora (CT cineole)	樟科	氧化物	
芳樟	Cinnamomum camphora Sieb. var. linaloolifera	樟科	單萜醇	
中國肉桂	Cinnamomum cassia	樟科	芳香醛	皮膚刺激性 肝毒性
莎羅白樟	Cinnamosma fragrans	白樟科	氧化物	

中文俗名	拉丁學名	植物分科	化學家族	安全注意事項 （見最下方說明）
岩玫瑰	Cistus ladaniferus	半日花科	單萜烯	
橙花	Citrus aurantium	芸香科	單萜醇	
苦橙葉	Citrus aurantium bigarade	芸香科	酯	
佛手柑葉	Citrus bergamia	芸香科	酯	
佛手柑	Citrus bergamia	芸香科	酯	光敏性
泰國青檸葉	Citrus hystrix	芸香科	醛	
日本柚子	Citrus maxima	芸香科	單萜烯	蒸餾萃取的無光敏性，但成分易有皮膚刺激性
紅橘	Citrus reticulata	芸香科	單萜烯	光敏性
桔葉	Citrus reticulata Blanco var. Balady	芸香科	苯基酯	
萊姆	Citrus x aurantifolia	芸香科	單萜烯	蒸餾萃取的無光敏性
黃檸檬	Citrus x limon	芸香科	單萜烯	光敏性
檸檬葉	Citrus x limon	芸香科	醛	皮膚刺激性
葡萄柚	Citrus x paradisi	芸香科	單萜烯	光敏性
芫荽葉	Coriandrum sativum	繖形科	醛	
芫荽籽	Coriandrum sativum	繖形科	單萜醇	
小茴香	Cuminum cyminum	繖形科	醛	光敏性 皮膚刺激性
絲柏	Cupressus sempervirens	柏科	單萜烯	

兒童用油安全索引

本書提及單方精油列表如下，以拉丁學名排序供大小朋友參考：

中文俗名	拉丁學名	植物分科	化學家族	安全注意事項 （見最下方說明）
胡蘿蔔籽	Daucus carota	繖形科	倍半萜醇	
豆蔻	Elettaria cardamomum	薑科	氧化物	
岬角甘菊	Eriocephalus punctulatus	菊科	酯	
澳洲尤加利	Eucalyptus radiata	桃金孃科	氧化物	
史泰格尤加利	Eucalyptus staigeriana	桃金孃科	醛	皮膚刺激性
丁香花苞	Eugenia caryophyllus	桃金孃科	酚	皮膚刺激性
義大利永久花	Helichrysum italicum	菊科	倍半萜酮	
蛇麻草	Humulus lupulus	大麻科	倍半萜烯	
聖約翰草	Hypericum perforatum	金絲桃科	倍半萜烯	
高地牛膝草	Hyssopus officinalis var. montana intermedia	唇形科	酯	
昆士亞	Kunzea ambigua	桃金孃科	倍半萜醇	
落葉松針	Larix laricina	松科	單萜烯	
穗花薰衣草	Lavandula latifolia	唇形科	氧化物	
真正薰衣草	Lavendula angustifolia	唇形科	酯	
醒目薰衣草	Lavandula intermedia	唇形科	酯	
檸檬細籽	Leptospermum citratum	桃金孃科	醛	皮膚刺激性
檸檬馬鞭草	Lippia citriodora	馬鞭草科	醛	皮膚刺激性

中文俗名	拉丁學名	植物分科	化學家族	安全注意事項 (見最下方說明)
山雞椒	Litsea cubeba	樟科	醛	皮膚刺激性
黃玉蘭	Magnolia champaca	木蘭科	苯基酯	
白玉蘭葉	Magnolia x alba	木蘭科	沉香醇	
德國洋甘菊	Matricaria recutita	菊科	倍半萜烯	
茶樹	Melaleuca alternifolia	桃金孃科	單萜醇	
綠花白千層	Melaleuca quinquenervia	桃金孃科	氧化物	
香蜂草	Melissa officinalis	唇形科	醛	皮膚刺激性
蜂香薄荷	Monarda fistulosa	唇形科	單萜醇	皮膚刺激性
肉豆蔻	Myristica fragrans	肉豆蔻科	醚	神經毒性
秘魯香脂	Myroxylon balsamum var. pereitae	豆科	苯基酯	
香桃木	Myrtus communis	桃金孃科	氧化物	
紅香桃木	Myrtus communis (CT myrtenyl acetate)	桃金孃科	氧化物	
甜羅勒	Ocimum basilicum (CT Linalool)	唇形科	單萜醇	
甜馬鬱蘭	Origanum majorana	唇形科	單萜醇	
野洋甘菊	Ormenis mixta	菊科	單萜醇	
桂花	Osmanthus fragrans	木犀科	倍半萜酮	
波旁天竺葵	Pelargonium graveolens	牻牛兒科	單萜醇	

兒童用油安全索引

本書提及單方精油列表如下，以拉丁學名排序供大小朋友參考：

中文俗名	拉丁學名	植物分科	化學家族	安全注意事項 （見最下方說明）
紫蘇	Perilla frutescens	唇形科	醛	
黑雲杉	Picea mariana	松科	單萜烯	
洋茴香	Pimpinella anisum	繖形科	醚	
廣藿香	Pogostemon cablin	脣形科	倍半萜醇	
晚香玉	Polianthes tuberosa	龍舌蘭科	苯基酯	
道格拉斯杉	Pseudotsuga menziesii	松科	單萜烯	
桉油醇迷迭香	Rosmarinus officinalis (CT cineole)	唇形科	氧化物	蠶豆症患者禁用
馬鞭草酮迷迭香	Rosmarinus officinalis (CT verbenone)	唇形科	單萜酮	蠶豆症患者禁用
檀香	Santalum album	檀香科	倍半萜醇	
摩洛哥藍艾菊	Tanacetum annuum	菊科	倍半萜烯	
沉香醇百里香	Thymus vulgaris (CT linalool)	唇形科	單萜醇	
側柏醇百里香	Thymus vulgaris (CT thuyanol)	唇形科	單萜醇	
印度藏茴香	Trachyspermum ammi	繖形科	酚	皮膚刺激性 肝毒性
岩蘭草	Vetiveria zizanioides	禾本科	倍半萜醇	
竹葉花椒	Zanthoxylum alatum	芸香科	單萜醇	
薑	Zingiber officinalis	薑科	倍半萜烯	

安全注意事項說明

1. 肝毒性

長期、大量且口服的狀況下，有些精油會讓肝臟過度負擔，破壞人體解毒機制。一般按摩或吸聞不會產生肝毒性，但避免小朋友的小器官過度疲累，平時保養不需要使用這類精油。

2. 皮膚刺激性

刺激感會因為每個人的肌膚狀態不一樣，安全注意事項附註的是普遍認為有刺激性的。

3. 光敏性

有些精油會增強肌膚對光線的反應，譬如容易被曬黑的人，用了有光敏性的精油去曬太陽，不但會變黑，可能還會留下斑點甚至曬傷。這類精油建議擴香，或者避開白天使用，譬如晚間使用後，等精油離開身體就不會對皮膚有影響了。

4. 蠶豆症患者禁用

天然樟腦（camphor）不會導致蠶豆症發作，吸入樟樹天然的味道也不會影響，但安全起見，平均成分含有超過1%樟腦的精油均會附註此注意事項。

5. 神經毒性

有些精油特別會影響神經系統，如果效果太強會傷害到神經系統，就是對神經有毒性，影響包括神經抽搐、心律不整、引發痙攣等，癲癇患者禁止使用，也要避免神經系統持續發育的兒童使用。本列表之「肉豆蔻」為書中對照顧者的用油建議。

兒童純露安全索引

本書提及單方純露列表如下，以拉丁學名排序供大小朋友參考：

中文俗名	拉丁學名	植物分科
西洋蓍草	Achillea millefolium	菊科
歐白芷根	Angelica archangelica	繖形科
依蘭	Cananga odorata	番荔枝科
羅馬洋甘菊	Chamaemelum nobile	菊科
杭白菊	Chrysanthemum morifolium	菊科
桉油醇樟 （羅文莎葉）	Cinnamomum camphora (CT cineole)	樟科
土肉桂	Cinnamomum osmophloeum	樟科
岩玫瑰	Cistus ladaniferus	半日花科
橙花	Citrus aurantium	芸香科
義大利永久花	Helichrysum italicum	菊科
月桂	Laurus nobilis	樟科
檸檬馬鞭草	Lippia citriodora	馬鞭草科
茶樹	Melaleuca alternifolia	桃金孃科
胡椒薄荷	Mentha x piperita	唇形科
香桃木	Myrtus communis	桃金孃科
甜馬鬱蘭	Origanum majorana	唇形科
天竺葵	Pelargonium asperum	牻牛兒科
歐洲赤松	Pinus sylvestris	松科

中文俗名	拉丁學名	植物分科
道格拉斯杉	Pseudotsuga menziesii	松科
玫瑰	Rosa x damascena	薔薇科
馬鞭草酮迷迭香	Rosmarinus officinalis	唇形科
冬季香薄荷	Satureja montana	唇形科
沉香醇百里香	Thymus vulgaris (CT linalool)	唇形科
岩蘭草	Vetiveria zizanioides	禾本科

備註：
純露來自蒸餾植物所得的蒸餾水，成分以「有機酸」為主，最重要的特性就是溫和消炎，孩童建議使用方式：

外用

- 純露放入噴瓶，噴灑皮膚、黏膜處，輔助安撫皮膚、口腔、鼻腔的乾癢、灼熱、牙齦或黏膜創傷。
- 紗布以純露浸濕，外敷在需要消炎、降溫的皮膚表面。

口服

- 6-12 歲兒童日常保養：10ml 純露加入一壺 1000ml 飲用水，於一天內用畢。隔夜的芳香純露水易生菌。
- 6-12 歲兒童症狀改善：純露 2ml 加入 100ml 的溫熱飲用水，一天飲用五到六次，或是在不適時飲用。

致
謝

　　能完成這一本書，勢必要感謝所有曾經前來我生命的孩子、身邊像孩子一樣的人們，還有我的兩位小小哲學家，他們總是以蘇格拉底式的對話與提問，給了我莫大的啟發。小孩們也總是能夠用一句簡短又生動的話，給予我鼓勵並讓我感受到愛。他們始終不斷讓我看見新的世界，與重回原始的自己。還要好好地感謝、擁抱小時候的我，沒有妳作為起始的點，我不會走到當下。

　　謝謝負責撰寫「啟程前的準備」和「安全索引」的彥琳，帶著風趣生動的語氣，又不失精準的描述，給了我們最扎實的知識，作為本書的前提與後盾。

　　謝謝負責撰寫每一季「味覺的旅行」的宣慧，充滿明亮的童心，將色彩斑斕的食材與靈魂交織，並且總是能看見孩子們最動人的特質。

　　謝謝佩宜和麗雯，適時給我們最真切的建議，始終在身邊陪伴著我們前行，妳們是時而幼稚可愛的小孩，也是時而誠摯穩重的夥伴。

　　最後，謝謝在芳香療法路上我們的啟蒙老師——溫佑君老師，在撰寫此書的過程中，對我們保持開放的態度，給予全然的信任，讓我們以自己的速度，好好地把自己交付出去，完成這一本書。

主筆　廖文毓

商周其他系列 BO0319

和孩子乘著香氣旅行

從調香、按摩到調理身心，肯園專業芳療師最全面的親子互動提案

作　　　　者	肯園芳療師團隊（劉彥琳、廖文毓、吳宣慧）
責 任 編 輯	黃鈺雯
版　　　　權	黃淑敏、吳亭儀
編 輯 協 力	陳麗雯
美 術 協 力	吳佩宜
攝　　　　影	林美君
行 銷 業 務	周佑潔、林秀津、黃崇華、王瑜
總 編 輯	陳美靜
總 經 理	彭之琬
事 業 群 總 經 理	黃淑貞
發 行 人	何飛鵬
法 律 顧 問	台英國際商務法律事務所

出　　　版　　商周出版
　　　　　　　臺北市中山區民生東路二段 141 號 9 樓
　　　　　　　電話：(02)2500-7008　傳真：(02)2500-7759
　　　　　　　E-mail：bwp.service@cite.com.tw

發　　　　行　　英屬蓋曼群島商家庭傳媒股份有限公司　城邦分公司
　　　　　　　台北市 104 民生東路二段 141 號 2 樓
　　　　　　　電話：(02)2500-0888　傳真：(02)2500-1938
　　　　　　　讀者服務專線：0800-020-299　24 小時傳真服務：(02)2517-0999
　　　　　　　讀者服務信箱：service@readingclub.com.tw
　　　　　　　劃撥帳號：19833503
　　　　　　　戶名：英屬蓋曼群島商家庭傳媒股份有限公司城邦分公司

香 港 發 行 所　城邦（香港）出版集團有限公司
　　　　　　　香港灣仔駱克道 193 號東超商業中心 1 樓
　　　　　　　電話：(825)2508-6231　傳真：(852)2578-9337
　　　　　　　E-mail：hkcite@biznetvigator.com

馬 新 發 行 所　城邦（馬新）出版集團
　　　　　　　Cite (M) Sdn Bhd
　　　　　　　41, Jalan Radin Anum, Bandar Baru Sri Petaling,
　　　　　　　57000 Kuala Lumpur, Malaysia.
　　　　　　　電話：(603)9057-8822　傳真：(603)9057-6622
　　　　　　　E-mail：cite@cite.com.my

美 術 設 計　謝璧卉
印　　　　刷　鴻霖印刷傳媒股份有限公司
經 銷 商　聯合發行股份有限公司　電話：(02)2917-8022　傳真：(02) 2911-0053
　　　　　　　地址：新北市 231 新店區寶橋路 235 巷 6 弄 6 號 2 樓

ISBN 978-986-477-927-7　版權所有‧翻印必究（Printed in Taiwan）　　定價／450 元
2020 年（民 109 年）10 月初版
2022 年（民 111 年）06 月初版 1.8 刷
國家圖書館出版品預行編目（CIP）資料

和孩子乘著香氣旅行：從調香、按摩到調理身心，肯園專業
芳療師最全面的親子互動提案／肯園芳療師團隊著 . — 初版 .
— 臺北市：商周出版：家庭傳媒城邦分公司發行，民 109.10
176 面； 19*26 公分
ISBN 978-986-477-927-7（平裝）

1. 芳香療法 2. 香精油

418.995　　　　　　　　　109014629